国家出版基金项目
NATIONAL PUBLICATION FOUNDATION

内地
社会工作实务手册
香港督导经验汇编

香港·社会服务发展研究中心 主编

医务社会工作实务手册

YIWU SHEHUI GONGZUO SHIWU SHOUCE

香港·社会服务发展研究中心 著

SUN YAT-SEN UNIVERSITY PRESS
中山大学出版社
SUN YAT-SEN UNIVERSITY PRESS
·广州·

图书出版编目（CIP）数据

医务社会工作实务手册/香港·社会服务发展研究中心著.—广州：中山大学出版社，2013.6

（内地社会工作实务手册：香港督导经验汇编/香港·社会服务发展研究中心 主编）

ISBN 978-7-306-04407-5

Ⅰ. ①医… Ⅱ. ①香… Ⅲ. ①医学－社会工作－中国－手册 Ⅳ. ①R19-62

中国版本图书馆CIP数据核字(2012)第309691号

出 版 人：徐 劲
策划编辑：葛 洪
责任编辑：葛 洪
封面设计：曾 斌
装帧设计：林绵华
责任校对：曾育林
责任技编：何雅涛
出版发行：中山大学出版社
电 话：编辑部 020-84111996,84113349,84110779,84111997
发行部 020-84111998,84111981,84111160
地 址：广州市新港西路135号
邮 编：510275 传 真：020-84036565
网 址：http://www.zsup.com.cn E-mail:zdcbs@mail.sysu.edu.cn
印 刷 者：广州市怡升印刷有限公司
规 格：787mm×1092mm 1/16 14.5印张 182千字
版次印次：2013年6月第1版 2013年6月第1次印刷
印 数：1～5000册 定 价：38.00元

《医务社会工作实务手册》

编委会成员及鸣谢名单

编委会

周敏姬　梁祖彬　李永伟　陈惠仪

鸣谢

深圳社会服务机构及社工

特别说明

业内通常将社会工作者、社会工作一并简称为“社工”，循此惯例，本书行文间未对二者加以严格区分，一律简称“社工”，特此说明。

内容介绍

●目的：以医院为主要的工作场所，为住院或接受门急诊治疗的病患及家属提供社工服务，在协助病患及家属的同时，缓解严重的医患矛盾

●特点：针对中国医疗环境，对医务社会工作面对的挑战展开回应与反思，包括，

1. 来自医疗制度与医院环境的挑战
2. 社工在医院专业地位挑战
3. 提供疾病资讯服务挑战
4. 处理医患纠纷方面的角色冲突
5. 处理“三无”病患方面的问题
6. 出院康复、与社会接轨等方面的挑战与应对

●介绍前线社工与医院、服务对象建立并开展专业关系的途径、方法与技巧

●介绍建立医务社工服务的过程、步骤及相关行政要求

●建立评估标准

●介绍与医院、社区及其他系统建立合作关系的技巧

●“三无”人员服务流程

●典型个案：为处于困境中的长期病患儿童家庭寻求资源

●小组：肿瘤放射科病友互助小组活动

●病友分享

●基金资源介绍及申请流程

前言

自党的十六届六中全会提出“建设宏大的社会工作人才队伍”任务以来，内地社会工作即开始步入蓬勃发展的轨道。2010年，国务院又明确提出要培养造就一支职业化、专业化的社会工作人才队伍，到2020年使我国社会工作人才总量达到300万人。关于社会工作一系列重大方针政策的出台，无疑标志着我国的社会工作正在迎来一个蓬勃发展的真正春天。

但事实上，内地社会工作依然处于起步阶段，服务使用者对于社会工作或者有所顾虑，或者未必愿意使用，社会工作者的专业角色、专业身份也难以得到应有的肯定。因而，就目前内地社会工作的发展而论，无论是政府、社工机构还是前线社工，都尚存在诸多迷茫。那么，究竟应该如何定义社工，社工到底又该扮演何种角色呢？

所谓社工，乃是系统接受过社会工作专业训练，包括社工价值及理念、个案/小组/社区工作方法及技巧、社会心理学、社会学、统计学、社会行政管理等训练的人员。就其属性而言，社工是一种需要付出有偿劳动的专门职业，通过对人的需要、人与社会不同系统之间互动关系的能动理解，以科学的步骤、计划、方式，介入服务对象的问题理解、问题解决过程，以提升其问题解决能力，并通过促进社会环境的改善而使人生活得更加幸福和谐。在实务工作中，社工担负着诸如危机评估者、倡导者、协调者、经纪人、教育者、赋权者、研究者、辅导者、策划者、关怀者及资源审批者等多重专业角色。究其本质，社会工作者不仅根本区别于“工、青、妇”等组织的工作人员，而且也不等同于民政工作者，更不同于街道、居委会工作人员。因而，突破传统理念的束缚，建设宏大的现代社会工作人才队伍，对于内地社工事业而言，是一项任重而道远的事业。

经过长期不懈的努力，以中西荟萃的政治、经济、文化为发展背景的香港地区，已经较为成功地建立了一套现代社会服务模式，并建立了较为成熟的专业社会工作体系。值

前言

此内地社会工作发展的春天来临之际，加强社会服务经验交流、促进社会服务工作配合，充分发挥香港作为内地改革开放“桥头堡”作用，无论是对香港地区还是对内地社会服务事业发展都会有莫大的裨益。

促进香港与内地社会福利服务的交流和发展，是社会服务发展研究中心（以下简称“社研”）成立的根本宗旨。自2008年起，“社研”便与深圳市社会工作者协会就“深圳计划”展开合作。通过组织香港社会服务机构的资深社工赴深圳为社工提供督导服务，“深圳计划”已经取得了良好成效。受人力及地域等因素的限制，为全国提供督导服务并完成国务院2010年所提出的至2020年培养300万名专业社会工作人才的任务，对于至2011年11月1日仅拥有16608名注册社工的香港而言，几乎是难以完成的使命。针对近年来内地已经出版涉及社会工作各服务领域的很多理论著作，但实务技巧指导书籍相对缺乏的实际情况，“社研”组织此次参与内地督导计划的香港督导集结经验，专门为内地社工、督导与机构编撰成《内地社会工作实务手册：香港督导经验汇编》（以下简称《实务手册》）。这套《实务手册》暂为6册，包括“禁毒”、“学校”、“医务”、“家庭”、“社区”社会工作及“正向心理学”，随后其他社会工作领域实务手册也将陆续问世。在阐述相关服务领域基本理论知识的基础上，这套《实务手册》格外强调经验、实务技巧及案例的分享。使阅读这套《实务手册》的任何一位社工，基本掌握社会工作实际服务手法并能推行服务，是“社研”编撰、出版这套《实务手册》的基本目的。

这套《实务手册》大致采用了统一的编撰体例。具体来讲，《禁毒社会工作实务手册》、《学校社会工作实务手册》、《家庭社会工作实务手册》、《社区社会工作实务手册》和《医务社会工作实务手册》，都是从介绍社会工作及该领域服务的发展背景入手，循序详细阐述了该领域社工的目的、角色、价值、工作范围、服务对象及服务内容，领域社工机构与派驻人员的管理及权责，领域社会工作的考虑要素、挑战及反思，建立服务的过程及主要步骤，领域社会工作的行政要求，领域社会工作成效评估体系，以及社工如何与不同领域及专业人士合作等内容。特别需要指出的是，这套《实务手册》都提供了典型个案、小组和活动分享，并附有香港督导的细致点评，以期使前线社工与督导有所借鉴和参考。《正向心理学实务手册》则在介绍“全人乐·乐传人”培训项目发展背景、目的、理论与意义、服务计划与实践之外，附带了培训工作坊讲义与作业，以便使读者有如同亲自参加工作坊、理解和运用正向心理学的感受。

以“一册在手，良师益友”为指导思想，“社研”编撰这套《实务手册》的根本目的是，为香港和内地业界同仁和单位共同深化社会工作专业发展、推动社会福利服务，发挥抛砖引玉的作用。

序一

中华人民共和国民政部　罗平飞副部长

作为许多国家和地区深化社会服务、创新社会管理、加强社会建设的一项重要制度安排，专业社会工作的兴起和发展，是人类文明进步的一个重要标志。发展专业社会工作，加强专业社会工作人才队伍建设，是中央政府在深刻总结国内外经济社会发展经验、全面把握我国社会发展阶段性特征的基础上，从国家发展全局出发实施的一项重大举措。

近年来，在中央政府高度重视和大力推动下，内地专业社会工作政策制度日益健全、体制机制不断完善、试点实践渐趋深入、载体平台逐步夯实、水平评价稳步推进、教育培养快速发展。专业社会工作在维护社会公平正义、倡导诚信友爱、调节社会关系、激发社会活力、保障社会秩序等方面的职能作用日渐显现。随着《关于加强社会工作专业人才队伍建设的意见》和《社会工作专业人才队伍建设中长期规划（2011—2020年）》的发布实施，内地专业社会工作正迎来新的发展机遇、进入新的发展阶段。而如何切实贯彻落实国家关于专业社会工作的整体部署和政策要求，加快引进先行国家和地区的经验，尽快提升专业社会工作实践水平，不仅是当前和今后一个时期内地社会工作发展所面临的一项重要任务，也是需要着力破解的一道重大难题。

香港是中国乃至世界专业社会工作发展水平较高的地区。香港社会工作界积极参与内地专业社会工作事务，在合作实施专业社会工作服务项目、协助督导社会工作专业人才、促进专业社会工作实务发展等方面，为内地做了大量工作，创造了不少具有内地风格、体现内地特点的鲜活经验。总结、提炼这些好的经验，对于指导内地专业社会工作发展，显然具有非常重要的意义。作为相对系统而全面地总结、梳理、提炼了内地专业社会工作实务经验的一项有益尝试，社会服务发展研究中心策划编撰的《内地社会工作实务手册：香港督导经验汇编》，是适应内地专业社会工作实践发展需求的一项创新性探索。相信这套《内地社会工作实务手册》的出版，必将进一步丰富内地专业社会工作的研究成果、提升内地社会工作的实务水平。

2011年11月

序二

中央人民政府驻香港特别行政区联络办公室社会工作部
张铁夫部长

值此全国“两会”召开之际，社会服务发展研究中心的又一力作——内地《社会工作实务手册：香港督导经验汇编》（以下简称《实务手册》）。这套《实务手册》的出版，不仅对于帮助内地社工成长具有重大意义，对于有志进入内地工作的香港社工也大有裨益，我谨在此表示衷心的祝贺。

经过多年不懈的努力，在推动香港与内地社会工作专业的交流与合作方面，社会服务发展研究中心因取得丰硕成果而屡获国家有关部门、地方政府，尤其是民政部门的好评。2007年至今，为配合国家大力推进社工人才队伍建设工作，“社研”团结香港业界力量，组织、派遣近百名资深香港社工督导，为深圳、东莞、广州等地提供督导及培训服务，极大地促进了上述诸地社工人才队伍建设，赢得了业界人士和内地有关部门的赞誉。凝聚“社研”辛勤劳动的汗水的内地

序二

社工专业的快速发展，体现了香港同胞关心、支持祖国内地社会建设，服务内地同胞的诚挚感情，我对此深表敬佩。

这次社会服务发展研究中心组织参与内地服务的香港督导所撰写的《内地社会工作实务手册：香港督导经验汇编》，作为香港督导参与内地社工督导过程的经验总结，是继《先行先试：深圳社工专业闪亮点》一书之后的又一重大成果。旨在推行社会服务理论与规范的《实务手册》，涉及“禁毒”、“学校”、“医务”、“家庭”、“社区”五大社会工作领域以及“正向心理学”，既有理论阐述，更侧重实务技巧与案例分析，是这套《实务手册》的基本特色。这套《实务手册》深入浅出，一册在手，就能让从业者基本掌握专业操作方法，十分值得内地社会工作者悉心研读。

党的十六届六中全会将建设宏大的社会工作人才队伍确定为战略决策，而在民政部的推动下，内地各级政府近年来均在积极发展专业社会工作。而培养造就一支职业化、专业化的社会工作人才队伍，使全国社会工作人才总量在2020年达到300万人，已经被确立为国家的一项重要战略任务。由此可以预见的是，社会工作正迎来蓬勃发展的美好明天。在此，我衷心希望社会服务发展研究中心一如既往地团结界内有志机构和同工，进一步扩大与内地开展专业交流和务实合作的区域与范围，打造与内地真诚交流、务实合作的品牌。为此，我希望社会服务发展研究中心继续不懈努力，为深化内地及香港社会工作专业发展，推动社会福利服务事业作出新的更大贡献。

2011年11月

序三

香港特别行政区政府社会福利署　聂德权署长

在2011年4月出版《先行先试：深圳社工专业闪亮点》至今的短短大半年间，社会服务发展研究中心又编撰了一套6册的《内地社会工作实务手册：香港督导经验汇编》（以下简称《实务手册》），共6册，就“禁毒”、“学校”、“医务”、“家庭”、“社区”社会工作及“正向心理学”六大社会工作范畴阐述了相关经验、实务技巧和案例。这套《实务手册》的出版，对于极为渴求实务操作知识的内地社会工作者来说，实在是一件难能可贵的事情。

香港的社会工作能够稳健发展，新旧社会工作者能够交替承传，新入职社会工作者可以顺利肩负起不同类别的社会工作，除了有赖资深督导人员的教导外，也十分倚重各类在业界广泛使用的程序指引及工作手册，它们使社工得以应付不同服务的要求。内地的社会工作刚刚起步，需要更多方面的专业化支持，包括督导人员、工作标准、程序指引和工作手册，以让社会工作者更易掌握社会工作理论在实务方面的应用，从而提升工作成效。今天，有赖香港经验丰富的督导人员，透过“深圳社工计划”及其在东莞及“珠三角”地区合作开展的社工培训计划，将他们宝贵的实战经验广泛流传，使内地更多社工能够更快地掌握基本的社会工作实际技巧，进而发挥所学，实践社会工作手法，助人自助，解决个人及社会问题。这套《实务手册》更难能可贵之处在于，将香港地区经验与内地的具体国情有机结合起来。以医务社会工作为例，在处理“三无”病患及内地医患矛盾的同时，也将香港“以儿童为重，家庭为本，社区为基础”的先进服务理念及“一站式服务”手法推展至内地。同时，这套《实务手册》十分重视成效评估，因而提供了详尽的标准和指标，以供社工实际应用。而值得特别一提的是，这套《实务手册》还加入了正向心理学元素，从而在强调处理病态问题的同时，更将社会工作对象延展至正常人。倡导正向心理的目的，乃是透过“全人乐·乐传人”理念，增强社会工作者及受助人的抗逆能力，使其建立积极乐观的人生态度。

序三

这套《实务手册》，实在是香港社会工作督导人员辛劳努力的成果和智力心血的结晶。据此，也可以看出他们默默服务于内地专业社会工作的奉献精神及其为推动内地社会工作发展而敢于担当的责任感和使命感。在为这一崇高精神喝彩之余，我谨此向他们致以万分的敬意。最后，我也借此机会，感谢社会服务发展研究中心（“社研”）一直以来为推动内地社工督导和培训所付出的辛苦和努力。联系香港和内地社会福利界，拉近香港和内地社会工作者的距离，无疑是近年来“社研”的一以贯之的努力方向。为此，我衷心祝愿“社研”在向内地推展社会工作方面能继续取得更大的成就。

2011年11月

序四

深圳市社会工作者协会　李锦灶会长

首先，我热烈祝贺香港社会服务发展研究中心（“社研”）的大作——《内地社会工作实务手册：香港督导经验汇编》的出版问世！

承蒙“社研”邱浩波主席的厚意，邀我为该套手册撰写序言，感谢之至。我非专家学者，更非社会名流，充其量只是一位社会工作爱好者，顶多也只能算作一位热心于推动社会工作发展的实际工作者。本不够资格作序的我，出于合作伙伴的友情，不便推辞，只好滥竽充数。

香港在专业化社会工作和社会服务方面，已经积累了70多年的经验。而包括深圳在内的内地各省市，在这方面仅仅是刚刚起步。有幸的是，我们有香港经验可以借鉴，因而可以走些捷径。也就是说，我们可以站在巨人的肩膀上去攀登高峰。

“社研”一直致力于促进香港与内地社会服务机构的交流与合作，真诚协助内地发展社工专业服务。自2008年开始，“社研”即开始与本会携手合作实施“深圳社工计划”，从而促进了深圳专业化社会工作的大发展，并使深圳

序四

成为引领内地社工制度创新城市，为全国起到了带头示范作用。借此机会，我谨以深圳社会工作协会会长的名义道一声："香港社会服务发展研究中心的同仁们，感谢你们对我们的帮助和指导！"

我读了"社研"邱主席发来的关于《内地社会工作实务手册：香港督导经验汇编》（以下简称《实务手册》）简介的邮件，受益匪浅。这套《实务手册》共6册，包括"禁毒"、"学校"、"医务"、"家庭"、"社区"社会工作以及"正向心理学"。这套《实务手册》介绍了上述领域社工的专业操守、服务内容、工作范围、专业价值、评估标准、服务素质、服务流程和模式等。它不仅是一线社工、初级督导的指导教材，同时也是社工机构的管理指南，还可以说是广大社会工作者的良师益友。更难能可贵的是，这套《实务手册》能切实结合中国内地具体情况，以探索社会工作本土化这一重大命题，这无疑将对包括深圳在内的内地社会工作专业化、本土化进程起到巨大的推动和加速作用。

2011年11月

序五

社会服务发展研究中心主席 邱浩波太平绅士

一直以来，社会服务发展研究中心始终致力于推动内地及香港本地社会服务事业的发展。自2008年3月起，“社研”即开始与深圳市社会工作者协会合作实施“深圳社工计划”，先后组织香港的15间社会服务机构派出资深社工为深圳社工提供督导服务。这次深港两地的务实合作，使深圳分享了香港在社会工作实务及制度方面所积累的宝贵经验。截至目前，“社研”所派出的约60名香港社工督导，累计督导深圳社工已超过千人，而且已为深圳培养出了一批优秀的初级社工督导。在2011年10月21日专门举办的表彰大会上，“社研”、“深圳社工计划”的协办机构及香港督导的贡献，受到深圳市政府的正式表彰和高度肯定。尽管“深圳社工计划”已经取得了丰硕成果，但“社研”依然未敢稍加懈怠，而是刻不容缓地于广州、东莞以及内地其他地区，积极开展培养专业社工队伍的工作。上述的不懈努力，现均已初见成效。

序五

因为我们深知以文字保存这些珍贵工作经验的重要性，所以先于2010年4月出版了《先行先试：深圳社工专业闪亮点》。鉴于社会对该书反响十分热烈，而且内地业界对实务技巧指导书籍需求量也非常大等因素，故而“社研”再次组织编撰了这套《内地社会工作实务手册：香港督导经验汇编》（以下简称《实务手册》）。这套《实务手册》共6册，内容涉及“禁毒”、“学校”、“医务”、“家庭”、“社区”社会工作以及“正向心理学”，其他社会工作领域的实务手册也已纳入编撰出版规划。我们认为，尽管不是所有内地社工都有机会接受香港督导的培训，但这套《实务手册》完全可以协助内地社工掌握基本服务工作手法并在内地各省市开展社工服务。就其基本特征而言，《实务手册》实际上不是一套介绍香港社会服务的实务手册，而是切合内地实际情形和具体需求，融香港一般性实务技巧与香港社工督导在内地推行社会服务的本土化经验为一体，兼具本土化与专业性两大鲜明特征的实务手册。

在此，我要特别鸣谢不辞劳苦地贡献于国家的“社研”的相关人员、香港督导以及内地社工，还有这套《实务手册》编撰小组的成员们。如果没有你们的辛勤努力，就没有这套集结六大社会服务领域宝贵经验的手册的问世。最后，我还要诚恳地感谢支持并阅读这套《实务手册》的您！

2011年11月

目录

A 服务简介 /1

1.1 社会工作发展背景 /2

1.1.1 社会工作发展背景简述 /2

1.1.2 内地社会工作发展背景 /4

1.1.3 医务社工发展背景 /6

1.1.4 深圳医务社工发展 /8

1.2 医务社工服务的目的、角色及工作范围 /9

1.2.1 开展服务的目的/9

1.2.2 社工角色/11

1.2.3 工作范围/14

1.3 医务社会工作服务对象和范围 /18

1.4 社工机构与派驻医院社工的管理与权责 /20

1.4.1 社工机构的主要责任 /20

1.4.2 用人单位的主要责任 /21

1.4.3 香港或本土督导的主要责任 /21

1.4.4 社工机构与用人单位的关系 /22

1.4.5 社工机构与用人单位合作的注意事项 /22

1.5 医务社会工作的考虑要素、挑战及反思 /23

1.5.1 现行医疗体制与医院环境的挑战 /23

1.5.2 提供疾病信息的服务挑战 /24
1.5.3 社工在医院的专业地位 /24
1.5.4 处理医患纠纷方面的角色冲突 /25
1.5.5 处理“三无患者”问题 /26
1.5.6 出院康复、社会接轨与转介 /26
1.5.7 社会资源匮乏 /27
1.5.8 调整心态 /28

B 服务提供——建立服务的过程及主要步骤/29

2.1 开展工作关系 /30
2.1.1 与医院确定友好合作的信任关系 /30
2.1.2 与服务对象建立专业关系 /30
2.1.3 了解服务对象及疾病分类 /32
2.1.4 掌握社会 / 地区资源 /40

2.2 个案工作流程 /42
2.2.1 开展个案的基本条件 /44
2.2.2 个案跟进 /45
2.2.3 结案理由 /48
2.2.4 结案注意事项 /49
2.2.5 危机处理 /51
2.2.6 个案开展所面对的困难及解决方法 /56

目录

2.3 小组工作 /59
2.3.1 小组工作指引 /59
2.3.2 医务领域小组类型及内容 /61
2.3.3 小组工作开展所面临的困难及解决方法 /67
2.4 活动 /69
2.4.1 一般活动指引 /69
2.4.2 活动开展所面对的问题及解决方法 /74
2.5 如何推广医务社会工作 /77
C 医务社会工作的行政要求 /79
3.1 人员配置 /80
3.2 督导及社工的专业背景及相关经验 /80
3.3 办公室要求与设备 /81
D 医务社会工作成效评估 /83
4.1 产出指标 /84
4.1.1 咨询/84
4.1.2 个案/84
4.1.3 小组/85
4.1.4 社区/85
4.2 成效指标 /86
4.2.1 个案成效/86

4.2.2 小组成效/86
4.2.3 社区成效/86
4.3 服务时间 /87
4.3.1 个案/87
4.3.2 小组/87
4.3.3 社区活动/87
4.4 质素监管和服务质素标准 /88
4.4.1 一般服务质素标准（SQS）简介 /88
4.4.2 医务社会工作服务质素标准、执行措施 /90
4.4.3 新任社工注意事项 /94
E 医务社工如何与不同的人士建立合作关系 /95
5.1.1 医院系统 /96
5.1.2 社区系统 /97
5.1.3 其他社会系统 /98
F 典型案例 /99
6.1 个案分享：靠近我，温暖你——为长期病患儿童家庭寻求资源 /100
6.1.1 案例背景 /100
6.1.2 问题分析 /103
6.1.3 服务计划 /104

目录

6.1.4　介入过程 /105
6.1.5　评估 /109
6.1.6　结案 /111
6.1.7　专业反思 /112
6.2　小组活动分享：病友互助小组——相行相伴·一起抗战 /112
6.2.1　小组计划书 /112
6.2.2　小组过程记录 /132
6.2.3　活动总结 /156
G　服务接受者分享 /165
向往健康，感谢社工——一位肾科病者的感怀 /166
附录 /169
附录一　“三无患者”服务流程 /169
附录二　医务社工岗前培训流程图 /176
附录三　劳务工关爱基金申请流程图 /191
附录四　劳务工关爱基金——寻找需要帮助的人申请流程图 /192
附录五　医务社工法律法规、政策资源表 /193
附录六　常用救助基金资源汇总表（2011 年 9 月）/195

A

服务简介

1.1 社会工作发展背景

1.1.1 社会工作发展背景简述

社会工作发源于英国，再扩展至美国及世界各地。就英美等西方国家而言，社会工作起源于社会救助、救济工作和慈善活动，后逐渐演变成一种以提供社会服务为主的职业。以1601年伊丽莎白《济贫法》颁布实施为标志，英国政府便开始正式介入针对特殊群体的救助、保障和福利事业的组织与管理，此乃政府提供社会服务的正式开端。

欧美国家的社会工作起源于19世纪末的各种志愿性、慈善性、专职性社会救助事业。如英国在1869年成立的慈善组织协会（COS），运用针对个人问题的个案工作方法，其中“安置运动”和“青年俱乐部运动”所使用的工作形式，可被看做小组社会工作模式的雏形。皇家义务医院于1895年开始雇用专职施赈人员，甄别哪些患者能够承担医疗费，哪些患者需要免费救助，这些医院施赈人员便是医务社会工作者的前身。住宿照顾社会工作，则起源于救助被遗弃儿童的志愿组织。

19世纪以后，社会服务和社会工作在演变过程中渐趋职业化、专业化和专门化。社工所提供的社会服务，日益渗透到社会各个领域和人群。专门化的服务分类，例如家庭和儿童福利、老人服务、康复服务、青少年服务、社区服务、医务服务和犯罪辅导等逐渐应运而生。服务覆盖面逐渐广泛，服务方法专门化，专业介入开始成为正式职业。社工必须经过专业训练并通过专业资格认证，才能注册成为专业社会工作者，而注册后的职业身份是受法律保护的。

1.1.2 内地社会工作发展背景

为实现构建社会主义和谐社会战略目标，在党的十六届六中全会通过的《中共中央关于构建社会主义和谐社会若干重大问题的决定》中，明确提出了“建设宏大的社会工作人才队伍”的战略决策。中共中央首次提出社工人才队伍建设思想，从根本上为各地推进社会工作试点奠定了思想基础。

2007年，中共深圳市委、市政府出台《关于加强社会工作人才队伍建设推进社会工作发展的意见》等“1+7”系列文件（以下简称《意见》），以指导促进社会工作人才队伍的职业化、专业化、社会化。《意见》提出，作为改革开放的“试验田”和“排头兵”，深圳应当在社会建设，包括社会工作方面带头落实中央决策，切实把加强社会工作人才队伍建设、推进社会工作发展作为一项全局性战略任务。加快推进步伐，力争取得较大突破，是《意见》的根本着眼点。《意见》随即成为深圳推进社会工作的规范性文件。

深圳社会工作试点于2007年8月正式开始。通过“政府支持引导，民间运作”社会工作模式的创建，深圳市政府在积极扶持民间社工机构建设的同时，始终致力于规范社工机构的发展方向。立足于社会工作不同发展阶段，积极探索并不断创新发展社会工作的政府扶持方式，是深圳市政府推进社会工作试点的基本手段。向民间社会工作机构购买岗位服务，是深圳市政府扶持社会工作的早期形态，而资助公益项目，岗位社工和项目社工齐头并进，则是试点后期政府扶持民间社会工作机构，促进社会工作发展的主要方式。到2011年7月，深圳已有民间社工机构44家，包括岗位社工和项目社工在内，全市注册社工已发展至1022名。社工服务也已由区扩展到街道乃至社区，呈现出不断深入发展的基本态势，遍及全市的专业化社会工作网络已经初步形成，服务工作则遍及民政、司法、教育、卫生、社区、信访、计生、人民调解、残疾人、老人、妇儿、禁毒等广泛社会工作领域。

依托毗邻香港的地缘优势，积极学习香港成熟的社工经验，是深圳社工发展的一大特色。以引入香港专业督导培训社工督导助理、见习督导为基本手段，在促进督导人才本土化进程的同时，加快社工机构专业团队建设并强化对一线社工的专业指导，以有效提升本土社工实务能力，是深圳社会工作的基本发展路径。与此同时，深圳市政府还高度重视关于社会工作的简章立制工作，始终将规范社会工作的制度建设放在重要位置。迄今为止，深圳市政府已先后制定并颁行了《社工机构行为规范指引》、《社工机构评估办法》、《社工行为准则》、《社工行业投诉处理办法》等规范性文件，深圳社工制度体系、监管体系已经初步建立。

1.1.3 医务社工发展背景

早在1921年，美国著名医务社会工作者浦爱德（Ida Pruitt）在协和医院创建“社会服务部”，在协和医院所有病房中设置社会工作者，开展医疗救助、家访随访和各类社会服务，专门处理病人心理与情绪问题，同时举办贫民及老弱病残医疗优待活动，成为1949年以前中国和亚太地区医务社会工作的开端。1930年，济南鲁大医学院附属医院设立社会服务部门，1931年南京鼓楼医院、上海红十字医院、上海仁济医院以及重庆仁济医院先后成立社会服务部，南京中央医院也于1932年设立了医疗社会服务部。这些医疗社会服务部，一方面协助医师及护士开展各项病患的家庭探访、社会心理评估及住院照顾服务，另一方面着重协助政府开展难民救济、难民医疗、紧急救济、空袭救济及特种救济活动。

从1949年新中国成立到1978年，由于中国实施苏联模式的中央集权型计划经济体制，在医疗卫生领域扮演全能角色，提供全面的社会服务，这时期基本中断了对欧美国家医务社会工作的借鉴。

1978年到2000年是医务社会工作恢复和重建阶段。改革开放政策和经济体制改革，为医务领域借鉴国际医务社会工作经验提供了良好的宏观背景。此后全国各地学习、探索、建立医务社会工作制度的缓慢复苏。

自2000年以来，京、津、沪以及广州、深圳等主要大城市的大医院自发、自觉、自行设置“社会工作部”或类似部门，引入社会工作理念与服务手法。如上海同济大学附属东方医院于2000年5月成立医务社会工作部，2001年4月正式进入实质性运作阶段，建立了岗位工作人员职责及各项制度，开展一些个案、小组、社区等专业活动，标志着我们正式迈进医务社会工作发展新时代。

（参考资料：刘继同《医务社会工作导论》，北京：高等教育出版社，1987年版。）

1.1.4 深圳医务社工发展

2008年上半年，深圳市卫生人口委员会（原深圳市卫生局）向深圳市民政局提出在市级医院试点社工服务。10月，深圳市民政局通过岗位招标形式向深圳慈善公益网购买了8个社工服务岗位。10月27日，聘请的8名社工正式上岗，分别入驻深圳市人民医院、深圳市第二人民医院、深圳市中医院、北京大学深圳医院、深圳市儿童医院、深圳市妇幼保健院6家市级医院开展社工服务，成为深圳医务社工服务的最早开端。在香港督导指导下，他们建立了医务社工专业工作流程、工作表格、服务标准、岗位职责，确保了专业工作系统的有效运行。通过积极探索本土医务社工实践，顺利完成了民政部“本土化医务社会工作实践模式初探”课题。

从2009年起，区级医院开始推进医务社工服务。截至2011年6月底，全市30家市区级医院共设置了75个医务社工岗位，为患者提供医务社工服务。开展的服务项目有4个，包括“临终关怀服务”（融雪盛平）、“天使行动——为长期病患服务计划”（慈善公益网）、“爱心妈妈俱乐部——孕产期女性心理援助项目”（慈善公益网）、“天使家园”（社联），共有7家社工机构在全市开展医务社工服务。

1.2 医务社工服务的目的、角色及工作范围

1.2.1 开展服务的目的

1. 协助病患及其家属适应医院环境

患者病后住院，意味着从自己熟悉的环境突然进入陌生的医院环境，其首先面临的就是环境冲突。社工需要协助其熟悉医院环境、适应角色转换，并帮助病患者舒缓由陌生环境导致的紧张、焦虑、不安等情绪。

2. 协助病患及其家属解决困难，重建支持网络

协助住院患者解决可能遇到的医疗费用支付、因对疾病缺乏认识带来的心理压力等问题。长期慢性病患者，如肿瘤病患者、尿毒症患者等，可能因长期住院治疗中断以往的社会关系网络或被社会疏离而表现出孤独无助、愤怒等情绪，进而导致抑郁症。协助患者重建支持网络，开展辅导及各类活动，也是医务社工的一项重要工作内容。

3. 协助病患及其家属发掘自身潜力，解决住院期间遇到的困难

病患可能因为生病，在新的环境中容易产生趋于负面的

自我评价，影响自己能力的发挥。医务社工可协助病患及家属发掘自己的潜力，帮助病患修复自我能力，保障生活质量。

4. 缓解医患矛盾，营造治疗环境

在当今中国，由于各方面的原因，医疗体制、医学模式、患者维权意识等导致的医患矛盾十分突出。医务社工可充当医患沟通的桥梁，缓解医患矛盾，为病患营造更加人性化的医护环境。

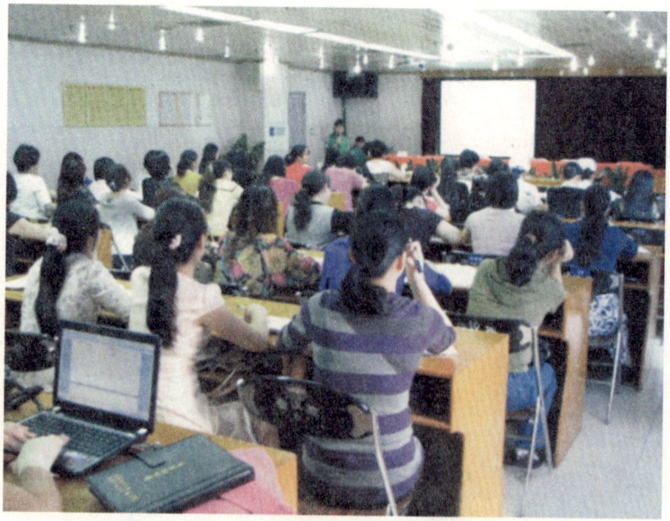

图1.1 医务社工岗前培训一瞥

1.2.2 社工角色

医务社工岗位和项目驻点，在医院为病患提供服务，主要是为协助解决患者住院或治疗期间的困难和问题。虽然和医护人员的服务对象一致，但由于二者专业角色和定位的差异，处理问题的方法、方式、角度却会大相径庭。社工务必在以医护人员为主体的医院环境中，认清、区分自己的角色和定位。

表1.1 社工在医院扮演的基本角色

角色	定位
评估者	对住院或者正在接受门急诊治疗的病患及其家属，运用心理—社会诊断模式对其所面对的问题作出评估，对有自杀倾向或严重心理问题的患者及早作出判断并进行危机干预处理，对一般问题患者及家属进行评估，有计划有步骤地介入
辅导者	在住院或者在接受门急诊治疗的病患，可能因为疾病的突发变故，给个人系统和家庭系统带来不同程度的损害，妨碍个人能力和家庭功能的发挥。作为辅导者，社工能协助病患及家庭识别障碍，进行辅导治疗，增强病患的自我调适能力，克服情绪障碍，达到全部恢复或者部分恢复其原有功能的目标

续表1.1

角　色	定　位
联系者	联系者角色主要是针对长期住院治疗的患者，充当其各个职能系统之间的联结人，如工作单位、学校、社会福利机构、其他医疗服务机构（转院）等
教育者	教育者角色包含两个方面的功能，一是对住院期间的病患及其家属就疾病的治疗知识、康复、临床照顾技术提供咨询服务；二是在社区、学校、广场等公共场所，开展讲座、活动、义诊等，宣传疾病预防和康复知识，倡导健康的生活方式
倡导者	正在住院或接受门急诊治疗的患者，因为生病后身体部分功能丧失或受到限制，可能成为弱势群体，医务社工要充当倡导者，向有关方面提出建议，促进现有医疗体制改革，保障每个公民在患病时都享有公平的诊疗服务
调解者	针对正在住院或接受门急诊治疗的病患面临的劳动关系、家庭关系等方面与之进行沟通、调解，保障病患者的合法权益，维护良好家庭支持系统，调解病患、家属与医护人员之间的关系

续表1.1

角　色	定　位
资源筹措者	资源筹措者角色是指社工对住院或者接受门急诊治疗的困难患者，特别是没有医疗保险或者非本地户籍人员里的重病患者，主动发掘社会资源，协助他们申请符合条件的大病救助基金或者通过视频、平面、网络媒体向社会寻求帮助，以解决治疗费用，保障他们正常治疗的顺利进行
经纪人	经纪人角色是指社工为已经完成在本医疗机构治疗的患者寻找需要的其他服务，如协助联系康复医院、为“三无患者”联系救助站、为弃婴联系福利院安置，为完成治疗的适龄儿童联系学校
策划者	策划者角色主要是针对病患与其社区居民的需要，策划开展小组活动、病友活动、健康知识讲座、义诊等服务
研究者	研究是社工的一项重要实务技巧。研究者的工作主要包括对医务社工服务内容个案、小组、活动所做的持续的效果评估，总结经验，提升医务社工的实务水平；总结临床服务技巧，推进本土化的实务研究成果；总结医务社工实务经验，推进本土化医务社工服务的发展

1.2.3 工作范围

1. 对住院或接受门诊治疗的病患

患病可能给患者带来一些个人问题、家庭问题或者社会问题，这些可能都需要由社工协助去面对和解决。

■建立服务档案。建立专业服务档案，支持专业工作开展，并有效地统计与分析因患病而给个人、家庭、社会带来的种种影响和问题。

■协调、巩固、维系患者心理、人际关系，包括因疾病引起的惶恐、失望、沮丧、角色难以转变、与病人之间的接触障碍或负面影响等。

■提供心理支援。包括对患者及其家属的心理辅导，开展互助小组活动，建立患者之间支持系统，电话咨询，等等。

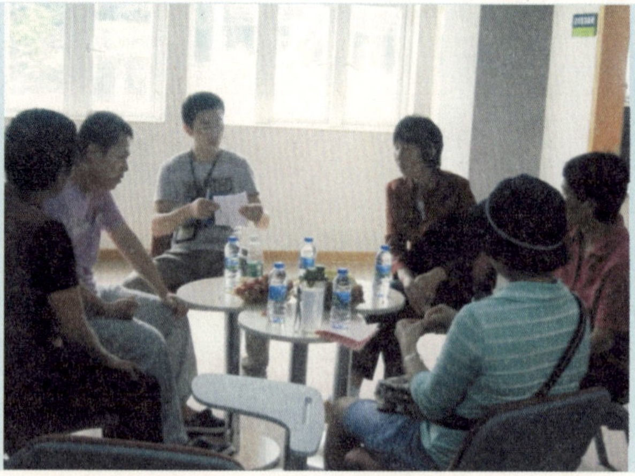

图1.2　互助小组活动

■提供经济支援，包括介绍、协助申请社会上的经济援助，联结社区支援网络，协助经济上比较困难的病患者申请公益金等。

■协调就业及社会关系，包括解决因疾病引起的工作能力障碍、就业障碍，介绍就业政策，解决经济困难、社会歧视等。

■提供康复服务，包括开设疾病常识讲座、开展家庭康复训练等。

■帮助协调医患关系。

■协助熟悉医疗体系，适应医院环境。患者因初入院对医院环境陌生、对医疗流程不熟悉不了解等而产生压力，故而社工应协助患者尽快融入环境，积极配合治疗。

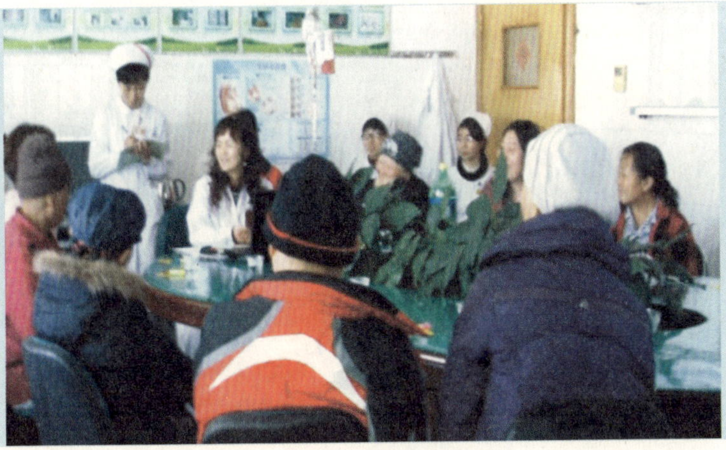

图1.3 小组活动

■出院计划。对于达到出院标准的患者，就出院回到家里以后，有哪些需要注意的事项，如何进行自我健康管理、有事联系谁去跟进、如何康复、在社区里怎么跟社区医院联系等问题提供咨询。

■临终关怀及哀伤辅导。为濒临死亡的患者及其家属提供临终关怀，帮助患者本人安度人生的最后阶段，并为其家属提供情感支持，开展哀伤辅导服务。

图1.4为“天使行动阳光天使志愿者培训”计划把志愿者的关怀带给患者，图1.5为社工协助患者重返社区。

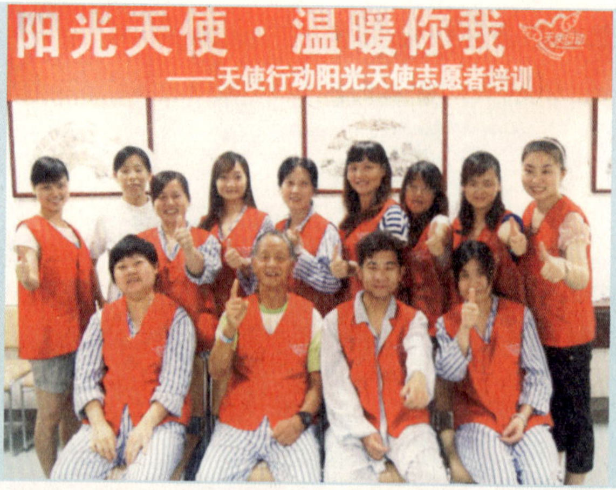

图1.4 “天使行动阳光天使志愿者培训”计划把志愿者的关怀带给患者

2. 社区居民

■帮助获得制度性资源，包括医疗救助政策、补助措施和规定及其主管机构、各慈善基金会等，为患者家庭建立信息库和资源档案。

■帮助有需要的家庭获得非制度资源，如慈善捐款等。

■提供志愿者和义工服务，即培育志愿者和义工队伍力量，为患者家庭提供关怀和协助。

■协助患者再次与社区相互适应，避免“贴标签”和社会排斥，使其更好地融入社会。

■提供社区健康教育，即提醒居民认识和了解疾病，力争早发现、早治疗和早干预，做好心理准备，等等。

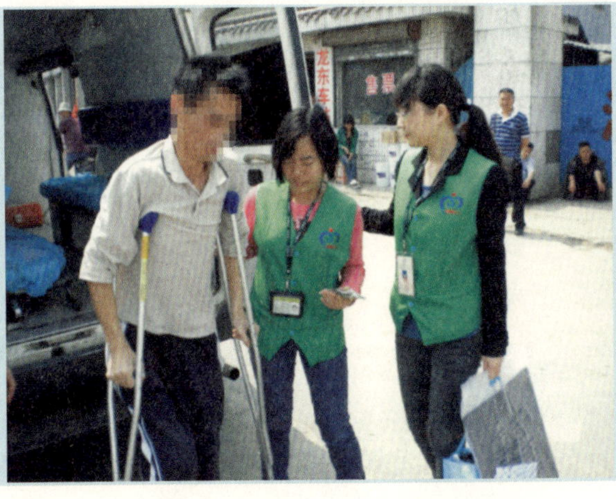

图1.5 社工协助病患者重返社区

1.3 医务社会工作服务对象和范围

医务社工以医院为主要服务场所，为住院或接受门急诊治疗的病患及其家属提供社工服务。因此，务必明确服务的对象和范围，从而为他们提供所需的服务。医务社工服务对象、范围，主要包括如下三个方面。

1. 向住院或正在接受门急诊治疗的病患及其家属提供治疗及康复服务

住院或正在接受门急诊治疗的病患，不论性别、年龄、宗教信仰、是否本地户籍，都是医务社工服务的对象，公平、一视同仁地为他们提供服务，是医务社工的基本服务原则。社工还应向已经完成治疗而进入康复期、需要准时入院复查的病患提供持续性地跟进服务，巩固服务效果。在提供服务过程中涉及的其他人如父母、配偶、子女，也可以作为服务对象被纳入社工服务系统。

2. 医疗机构的行政及医护人员

我国目前的医疗资源匮乏，优质医疗服务更是供不应求，尤其大医院门急诊、住院部，均人满为患，医疗设备和医护人员都超负荷运转。因各方面原因导致医患矛盾突出，医院行政管理及临床医护人员工作压力极大，因而可被视为医务社工在医院服务的另一人群。

3. 为民众提供疾病预防宣传教育

为社会亚健康人群如司机、办公室白领，其他特殊人群如老人、妇女、儿童、劳务工等，提供有关疾病常识、保健常识等方面的单页、图像和影音资料，在社区或公园等场所进行有组织地宣传。提高居民预防和控制疾病的观念和能力，促进其形成健康的生活方式。

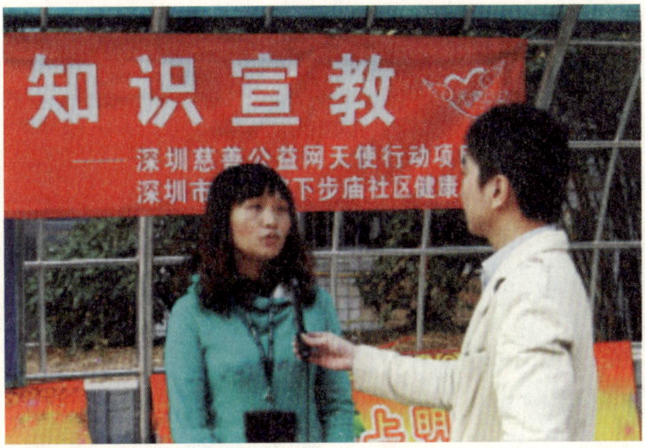

图1.6 社工接受传媒访问，开展宣传教育工作

1.4 社工机构与派驻医院社工的管理与权责

1.4.1 社工机构的主要责任

缘于派驻式社工模式的特点，社工机构在选派社工时务必保障社工的个人素质和能力足够胜任所派驻的岗位。除此之外，还要加强对社工日常工作的监督和管理，这不仅是保证社工服务质量的需要，也是对受助者负责的表现。

■对社工机构进行系统规范管理。

■对社工服务内容和服务效果进行指导与监察。

■对社工服务态度、纪律及操守进行指导与监察。

■对社工履行雇主责任并给予其应得的劳动报酬，提供督导、考勤、评估、培训及晋升机会。

■为社工提供必需的行政支援、活动经费、办公设备等。

■与用人单位及督导保持紧密联络，为服务推进、检讨作出评估与配合。

1.4.2 用人单位的主要责任

■明确社工在医疗机构组织体系里的定位。

■向社工提供安全的劳动条件和必要的工作环境。

■在实务工作过程中为社工提供必要资料、材料及建议。

■尊重及支持社工推进既定的服务计划，并为服务提供所需的配合、经费、设备。

■与社工机构及督导保持紧密联络，为服务推进、检讨、深化提供建议。

1.4.3 香港或本土督导的主要责任

■推动与支持建设社会工作体系与内容，持续巩固维系专业实务，协助其所督导的社工把社工理论、操守与价值观运用于工作中，发展本土服务。

■协助社工实践及掌握社工理论和技巧，发展社工的专业工作能力。

■建议或提供相关的书籍、文献、资讯给所督导的社工。

■指导所督导的社工订立工作计划，推行有关工作并评估其成效。

1.4.4 社工机构与用人单位的关系

社工机构与用人单位之间的关系是提供和购买专业服务关系，与用人单位和其他社区组织在行政上不存在隶属关系，应与各方相互支持与配合。在分工方面，用人单位在行政程序和服务方面为社工工作提供规范、指导与支援；而社工工作内容的管理，则由社工机构派初级督导、见习督导或组长、督导助理等行政管理负责人负责。而社工机构所派出的（初级或见习）督导，则承担专业方面的指导和监管责任。

1.4.5 社工机构与用人单位合作的注意事项

■分工明确，职责清晰。

■多沟通，避免因多头管理、指令不一致而导致前线社工所接受的指令混乱、模糊。

■在经费和资源的运用上要建立制度化的措施和合作平台。

■通力合作建构社会工作理论，累积社会服务经验和知识。

■在社工督导、社工评核方面多做沟通。

■一同探讨创新服务和新的服务理念。

1.5 医务社会工作的考虑要素、挑战及反思

经过5年的推进，医务领域社工已获得了良好的服务口碑；但与其他领域一样，也存在不少问题。整理和反思这些问题，将有利于该领域社工的发展。

1.5.1 现行医疗体制与医院环境的挑战

在我国现行医疗体制背景下，医疗机构的检查、诊疗、药物费用高昂，给民众个人和家庭带来了很大的经济压力，低保、残疾人及外地户籍人员等弱势群体，普遍面临着看不起病的现实问题。这种现象在各医院比比皆是，已成为一个严重的社会问题。

传统型生物治疗模式指导下的医疗机构，在设计及诊疗规范方面表现为：就医院的各种硬件设施而言，病房内陈设简单，统一的白墙、白床单，医护人员一身的白大褂，形成了单调冷峻的气氛；就管理和服务程序而言，虽然有严格的层级管理，但各个科室又有独立的服务特点，患者进出医院需要经过一系列繁杂的程序；服务理念仅以治疗患者的躯体疾病为目的，对病患的心理缺乏关注，从而导致医护人员表现出较冷漠的形象，也是医患矛盾频生的一大因素。

1.5.2 提供疾病信息的服务挑战

社工在为住院和正在接受门诊、急诊治疗的患者提供服务时，是以诊疗为中心的，而病患和家属最关心的问题是疾病治疗的相关信息，这就要求社工务必在一般疾病治疗常识和日常护理方面具有相应的知识，从而更容易与病患和家属建立关系。具备与疾病相关的知识，有助于社工准确预估患者在诊疗过程中可能出现的问题，如鼻咽癌在治疗过程中相较于其他的肿瘤治疗更为痛苦，病患可能出现脖颈溃烂、吞咽食物不便，这些均会给病人和家属带来很大的恐慌和心理压力，而社工尤其是新进社工往往缺乏疾病的相关常识。

1.5.3 社工在医院的专业地位

医务社会工作虽然在我国诞生较早，但是其间有过很长一段时间的停顿。现在的拓展，基本都是从头再来，尽管起点更高，但却没有任何本土典型模式可供参照，像其他领域的社会工作一样，依然在摸索中前进。所以被派驻的医院开始大多不了解社工是什么，不知道将社工安排在哪个部门比较合适，部分医院甚至纯粹将社工视为他们的打杂人员，较多安排社工从事行政方面的工作。另外，没有专门的个案会谈室及病患活动室，开展活动所需的物资往往也得不到医院的支持，从而使得社工难以发挥本身的角色效能。

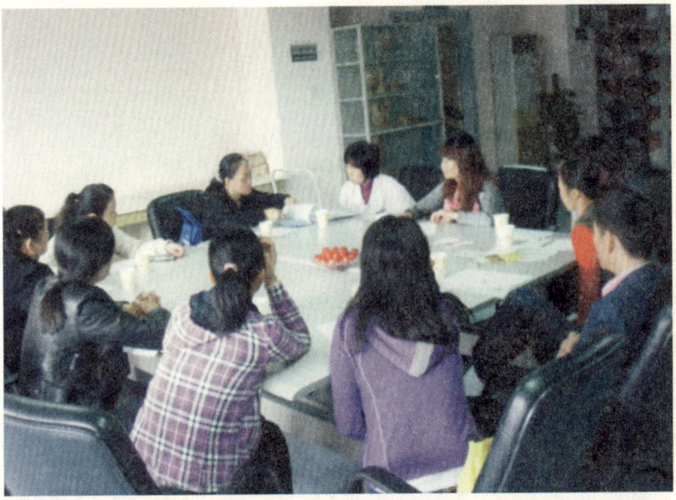

图1.7 跨专业讨论交流

1.5.4 处理医患纠纷方面的角色冲突

在处理医疗纠纷过程中，医务社工觉得比较困惑和尴尬。社会工作的专业使命是维护弱势群体的权益，维护受助者的权益。但是，在医院处理纠纷时，一般是协助医务科站在医院的立场来解决纠纷，尽量维护医院的利益，减少损失。医务社工既要忠于自己的专业价值观和使命，又要考虑到其他方方面面的利益和问题，许多冲突常常让医务社工左右为难。在坚守专业使命的前提下，灵活变通，找到切入点，是社工处理医患纠纷的一大难题。

1.5.5 处理“三无患者”问题

无身份证、无亲属、无住所的“三无患者”在各医院越来越常见。对有些抢救无险情后又不能走动、生活不能自理的“三无患者”该如何处理，目前尚无相关资源、制度和规定可资利用。这些病患往往滞留在医院，给科室造成很大医疗和照顾压力。虽然多方面去寻求各部门提供资源帮助，但是现实还是使有些问题难以解决。社工要小心协调处理科室压力，避免偏帮医院，急于将患者安排出院。

1.5.6 出院康复、社会接轨与转介

已完成住院治疗的病患，如肿瘤病患，在医院完成治疗回归社区进行康复时，可能面临与周围环境重新适应、社区民众的歧视及被人孤立等妨碍病患顺利康复的问题。如果各领域的社工各自为政，与社区社工、学校社工、救助站社工、司法社工等转介就不顺畅，就不能建立起不同领域服务相互转介的成熟模式。如出院病患回归社区，与社区社工转介对接不顺畅，就会影响服务的实际效果。

1.5.7 社会资源匮乏

经济困难患重大疾病的外来病患，可利用的社会资源极其有限，不能满足病患及家属的实际需要。多数患重大疾病、有机会治愈的患者选择放弃治疗，这将让社工个人与专业价值受到极大的挑战。

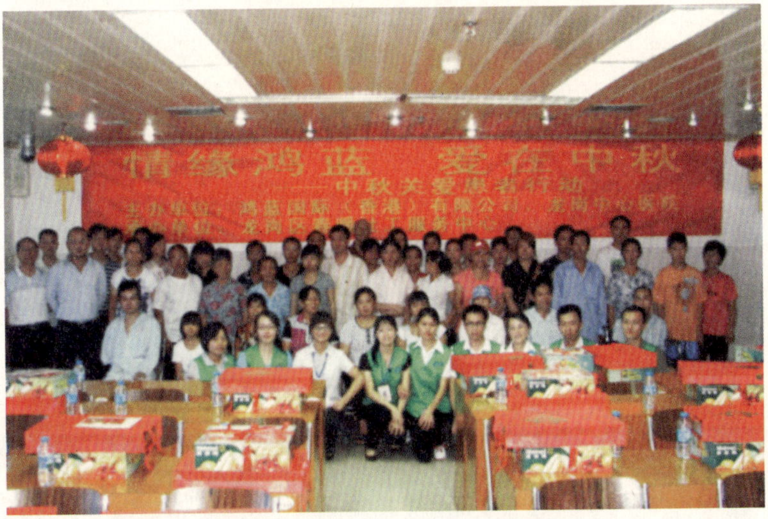

图1.8 联系企业赞助节庆活动

1.5.8 调整心态

医务社工常常面对人因疾病、意外受伤以至死亡等所带来的痛苦，容易情绪低落，需要建立专业化的互相分享支持群体，把握生命意义、工作价值，建立和维护个人及家庭情绪调整机制，还要避免过于投入。

服务提供

——建立服务的过程及主要步骤

2.1 开展工作关系

根据驻点医院的社工服务模式特点，开展工作关系主要有两方面的内容。

2.1.1 与医院确定友好合作的信任关系

派驻式模式，决定了社工的主要工作地点是医院。要在医院顺利开展社工服务活动，首先需要医院方面的配合。所以在进驻医院初期，社工务必弄清楚自己在医院组织结构中的位置与关系，与自己被安排部门的领导沟通，明确自身的角色和责任，与医院方面建立相互合作的信任关系。

2.1.2 与服务对象建立专业关系

这是社工在医院开展服务的主要专业关系，它要求社工与服务对象从初次接触起就建立信任，以便专业工作顺利开展。专业关系建立的质量，将直接影响社工介入的效果。良好信任的专业关系，能使得受助者愿意在社工的指导下积极主动地重新反思自己面临的问题，动员自身的潜能，促进服务对象的自我觉醒。社工与服务对象接触时，所持的态度及相处的技巧对建立专业关系有直接的影响。

1. 感同身受

社工要尽可能置身于服务对象的环境中，体会他/她的压力和挑战。无论是语言还是非语言行为的表达都应能让服务对象感受到社工理解他/她的压力和困境。但是，社工的语言和非语言表达一定要恰当，语言表达不要过于夸张，非语言表达不能太过突兀。这对新社工来说比较难，它需要丰富的临床经验的积累。

2. 建立有利于服务对象表达的关系模式

社工与服务对象接触时，服务对象未必了解社工的专业服务，社工要协助服务对象明白当前的目标、彼此的任务、角色及期望，建立平等合作的伙伴关系。

3. 营造温馨的氛围

在个案会谈和小组活动开展时，社工务必选择恰当的场地并对其提前布置，尽量做到场地不受骚扰、私隐、温馨和舒适，这有利于服务对象放松心情、舒缓压力，促进服务对象进入状态，利于工作的开展。

4. 支持与鼓励

在与服务对象会谈时，社工要注意认真倾听其表述，对于服务对象曾经做出的调适和努力表示赞赏，这都会给予服务对象信心和安慰，增强其自信心。但是，在表示支持和鼓励时，社工一定要针对服务对象的某一具体行为，使其感受到赞赏和鼓励是真诚的。对新进社工而言，这一点尤为重要，表扬不恰当有时候反而让服务对象反感。

2.1.3 了解服务对象及疾病分类

社工可根据科室患者结构、病情、其病情所带来的问题轻重程度和社工介入的工作量，来计划及分配小组成员的工作。

1. 神经外科

神经外科主要是脑外伤患者，他们多是由于交通事故或其他意外导致脑部受到伤害的患者。主要诊断有：外伤性颅内血肿、脑出血、脑干出血、脑积水、脑血管病（高血压脑出血、脑动静脉畸形）、脑肿瘤和神经系统肿瘤等。

一般脑出血病人比较多，分为自发性脑出血、外伤性脑出血，治疗方式一般为药物治疗与手术治疗。住院周期少则几个月，多则几年甚至一辈子（植物人状态）。脑伤病重者可能会终身瘫痪，需要人照顾终身。

2. 骨科

主要研究骨骼肌肉系统的解剖、生理与病理，运用药物、手术及物理方法保持和发展该系统的正常形态与功能。以工伤、交通事故受伤、意外伤害造成的手部或腿部等骨折为主，相对于其他科室而言，骨科患者较多，病程也较长。骨科患者多数需要手术治疗，同时需要长时间的康复训练才能恢复。骨折患者有可能会变成残疾。多数无社会保险（医疗保险和工伤保险）的外来劳务工人员由于文化水平普遍不高，法律意识淡薄，维权困难。

3. 普外科

一般来说，普外科的疾病包括九个方面。

- 颈部疾病，如颈部损伤、甲状腺疾病等。
- 乳腺疾病，如乳腺癌等。
- 周围血管疾病，如下肢静脉曲张等。
- 腹壁疾病，如腹股沟疝等。
- 腹部急症，如外伤、腹膜炎、消化道出血等。
- 胃肠疾病，如胃穿孔、阑尾炎、肠梗阻、胃癌、结肠癌等。
- 肛管直肠疾病，如痔、肛瘘、直肠癌等。
- 肝胆胰脾疾病，如肝癌、胆囊炎、胆道结石、胰腺炎、门脉高压、脾大等。
- 其他，如小儿腹部先天性疾病等。

4. 肿瘤科

肿瘤一般分为良性和恶性两大类，恶性肿瘤总称为癌症（cancer）。肿瘤一般分为脑瘤、白血病、骨肿瘤、胰腺癌、子宫癌、乳腺癌、肝癌、肺癌、肠癌、胃癌、食道癌、鼻咽癌和其他肿瘤。

肿瘤患者基本采用化疗和放疗的治疗手段。由于化/放疗药物对正常细胞均有不同损害，对机体产生毒性反应，几乎所有患者都会出现脱发、头晕、恶心、呕吐、食欲不振及其他并发症等，会给患者生理、心理产生极大的伤害和压力。

5. 妇产科

妇科常见的疾病有宫血、阴道癌、外阴癌、卵巢癌、宫颈癌、子宫癌、葡萄胎、宫颈炎、阴道炎、乳腺炎、盆腔炎、附件炎、子宫肌瘤、子宫脱垂、子宫内膜炎、子宫内膜异位症等。

产科有四大特征：

（1）科室主要住院对象为孕产妇。

（2）孕妇以准备生孩子为主，产后以恢复身体为主。

（3）少部分孕妇是来保胎，原因有胎盘前置、宫内窘迫、破羊水、检查结果异常、妊娠高血压等。

（4）少部分孕产妇是准备引产或流产或是孩子出生夭折的。

妇产科患者主要的问题有：未婚先孕，家庭关系问题（夫妻关系、婆媳关系），需要心理辅导和情绪支持，预防产后抑郁（症），住院照顾问题。

6. 康复科

康复科开展的治疗业务主要有十个方面。

■脑血管发生意外（中风）后偏瘫的康复。

■脊髓损伤的运动功能障碍的康复。

■周围神经损伤后运动功能障碍的康复。

■颅脑外伤后的运动功能障碍的康复。

■脑瘫的康复及引导式教育。

■骨与关节疾病及手术后引起的运动功能障碍的康复及促进骨痂生长，加快骨折愈合。

■颈椎病、腰椎间盘突出症、肩周炎、网球肘、扭挫伤、退行性骨关节病、颞额关节功紊乱等疾病的综合治疗。

■肺炎、小儿支气管炎、老慢支、鼻窦炎、咽喉炎、前列腺炎、盆腔炎、带状疱疹、周围性面瘫、甲沟炎、丹毒、疖、肿、皮肤伤口感染等急慢性炎症的治疗。

■物理治疗。

■高压氧。

■消除各种美容术后、外科术后炎症水肿及疤痕黏连、肠黏连等。

复康科能支持其他科例如神经外科、内科、骨科、烧创学科的跟进复康治疗，有利于提升患者自理及独立生活能力。

7. 心胸外科

主要负责肺癌切除，食道癌切除，心脏瓣膜修补、肋骨骨折、肺切除术、食管癌切除术、胸腺瘤切除术、纵隔肿瘤切除术、血气胸、支气管等。患者一般以交通事故、高处坠落、凶器致伤等致肺部、骨折、血气胸居多；而慢病如支气管、肺癌、食管癌等为内伤。一般以手术治疗为主，大部分需切除部分器官或修补，术后治疗需要定期返院复查或根据病情需要转科及转院。

8. 呼吸内科

患者主要是呼吸道疾病，属于易传染疾病。疾病种类有肺炎、慢阻肺（亦称肺气肿COPD）、胸腔积液、气胸、支气管扩张、哮喘、呼吸衰竭。老年就医患者占40%。

9. 神经内科

常见病种有：脑出血、脑梗塞、脑膜脑炎、癫痫、重症肌无力、格林巴利、多化性硬化（血管疾病）。脑出血、脑梗塞患者通常以老年患者居多。但随着生活条件的改善，饮食水平的提高，生活工作节奏的加快，越来越多的中青年群体患上高血压，脑出血、脑梗塞疾病日趋年轻化。在社工接触的个案中，脑膜脑炎、癫痫、重症肌无力、格林巴利患者以中青年居多。

10. 消化血液科

消化血液科实则是由消化、血液两个科室组成的。其中消化科收治的病种包括上消化道出血、消化道溃疡、胃肠息肉、肝硬化、胰腺炎等疾病，血液科收治的病种包括白血病、再障、ITP（免疫性血小板减少性紫癜）、血友病、过敏性紫癜、贫血等。消化血液科的住院患者年龄层次以中青年居多。

消化科患者在入院前身体会发生一些变化，如上消化道出血的患者会拉黑便，由于起病急，大多上消化道出血的患者在入院时会住在科室监护室，待病情较稳定时会转到普通病房。另外，消化科医生会使用胃镜、肠镜等设备辅助确诊病情，通常做肠镜的患者需要清洁肠道。

血液科患者在入院时有类似贫血、反复高烧不退、牙出血、皮肤下有出血点（就像被蚊子叮过一般，但这些点分布是密密麻麻的，这是血小板减少的表现）等症状。这些患者通常疑似白血病或再障，但具体要做骨穿、腰穿等辅助确诊。

11. 儿科

患者以1～3岁的儿童居多，儿科常见的病种有早产、支气管（肺）炎、新生儿黄疸、急性化脓性扁桃体炎、肺炎、腹泻、发热、支气管炎、肺炎、上呼吸道感染、胃肠道疾病（腹泻）、手足口病、地贫、先天性心脏病、糖尿病等。

住院患儿一般病情较轻，治疗周期较短，治愈率较高，但有些患儿会多次住院，如患肺炎、支气管炎等疾病的患儿。这些疾病的反复发作与天气变化和个体的差异存在一定的关系。儿科也收治一些慢病、重病的患儿，如糖尿病患儿、先心性患儿及地贫患儿。

12. 心血管内科

心血管疾病包括心脏和血管疾病、肺循环疾病和脑血管疾病在内的一组循环系统疾病。其中，常见的心血管疾病

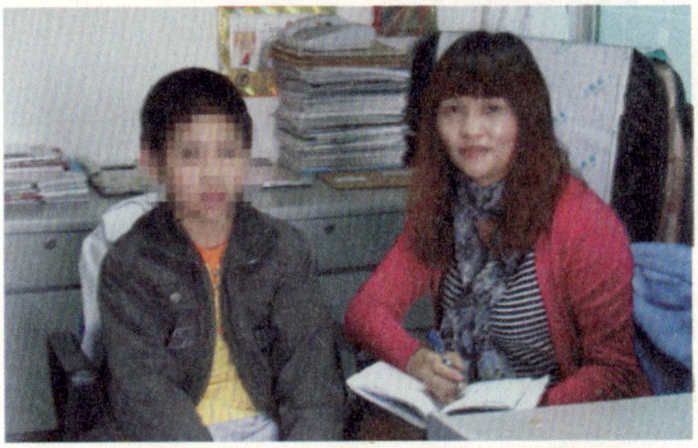

图2.1 社工了解儿童患者的需要

包括：心绞痛、瓣膜病、肺栓塞、高血压、高脂血症、低血压、心脏病、心律失常、心力衰竭、早搏、心律不齐、心肌病、心肌炎、心肌梗死、冠心病、克山病、房颤、房间隔缺损等。

13. 烧伤科

烧伤是指由热力（包括热液、蒸汽、高温气体、火焰、电能、化学物质、放射线、灼热金属液体或固体等）所引起的组织损害，主要是指皮肤和/或黏膜的损害，严重者也可伤及皮下组织。治疗主要以外伤及烧伤后疤痕、缺损和矫形手术及非手术治疗为主。烧伤科病人的数量有一个特点，即在夏季或节假日过后会比平常多。烧伤科患者主要以工伤患者及儿童患者占大多数。儿童受伤，多是由于家长照顾疏忽而造成。

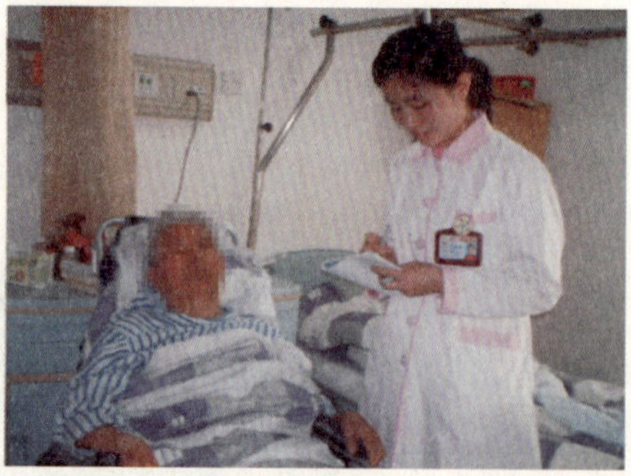

图2.2 医务社工需对各科病患有基本认识，以便了解他们的需要

14. 肾内科

主要是慢性肾病、慢性肾功能衰竭、尿毒症等。肾脏疾病为慢性疾病，一旦患了此类病将需要长期治疗。而血液透析治疗费用将给大部分家庭带来沉重的经济负担，尤其是对于没有医保的患者，长期疾病痛苦会给患者和家庭在生活上带来极大的压力。

（参考资料：《春暖医务社会工作手册》，2011年9月）

2.1.4 掌握社会/地区资源

1. 经济救助

目前深圳设置的医疗类救济基金主要有，深圳市慈善会的“劳务工重大疾病救助基金”和“劳务工子女重大疾病关爱基金”、红十字会“紧急救助基金”、区级慈善会相关的非户籍和户籍人口大病救助基金（目前仅有深圳市宝安区、龙岗区、盐田区有）、针对肇事司机逃逸的深圳市道路交通

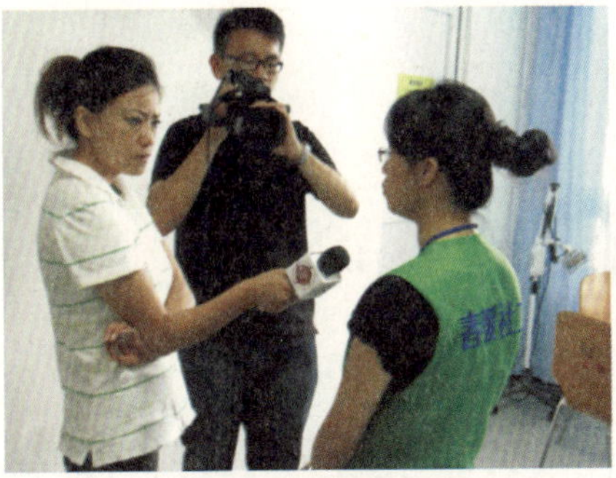

图2.3 传媒采访

事故救助基金、广电和福彩合作的“寻找需要帮助的人救助基金”。社工要了解这些基金的申请程序和条件，协助患者申请。

2. 社会媒体

社工掌握媒体资源主要是为了协助特别困难且能引起社会普遍关注的患者，在取得他们及家属同意的情况下，可联系媒体向社会求助。媒体资源主要分三种形式：纸质传媒如各类报社（在深圳主要是深圳特区报、深圳商报、深圳晚报、晶报、南方都市）；视频媒体如深圳第一现场、深圳公共频道、《慈善视线》栏目等；新媒体如协助家属通过网络寻求帮助，博客和微博。

3. 其他资源

社会慈善救助机构，主要有福利院、救济站，包括将被父母遗弃在医院的孤儿送往福利院，将地址不详又无法确认身份的治疗出院的“三无患者”送往救济站，等等。

2.2 个案工作流程

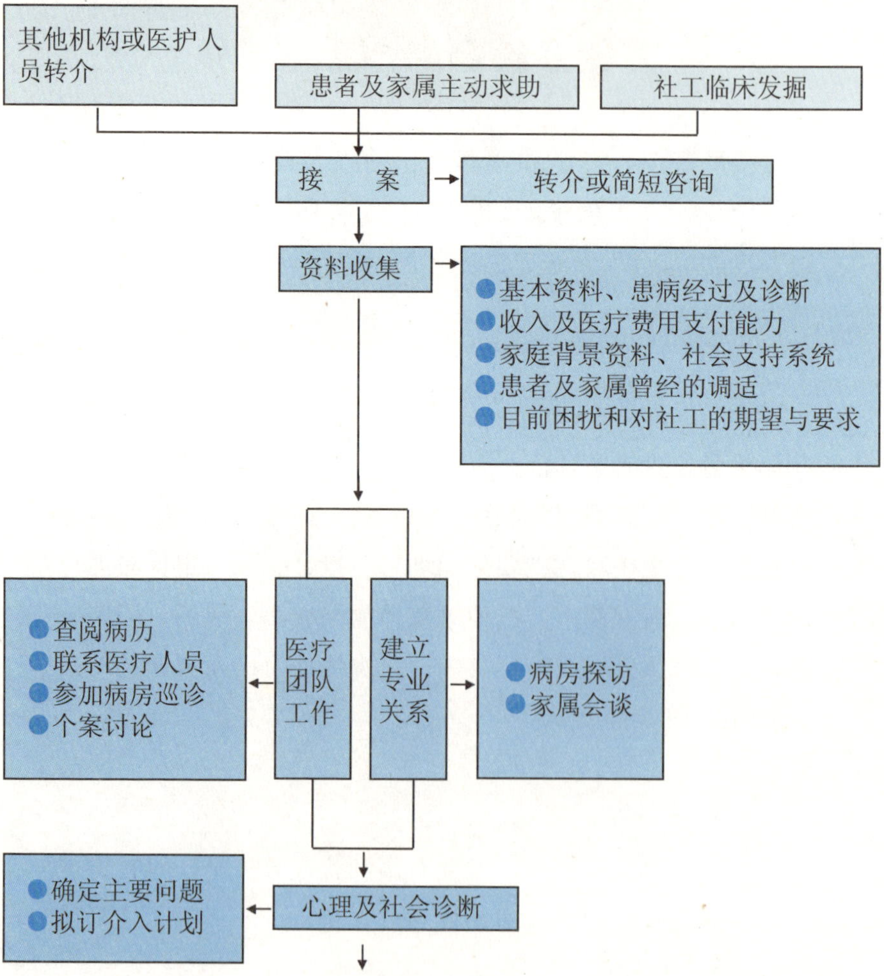
其他机构或医护人员转介
患者及家属主动求助
社工临床发掘
接　案
转介或简短咨询
资料收集
基本资料、患病经过及诊断
收入及医疗费用支付能力
家庭背景资料、社会支持系统
患者及家属曾经的调适
目前困扰和对社工的期望与要求
查阅病历
联系医疗人员
参加病房巡诊
个案讨论
医疗团队工作
建立专业关系
病房探访
家属会谈
确定主要问题
拟订介入计划
心理及社会诊断

续图2.4

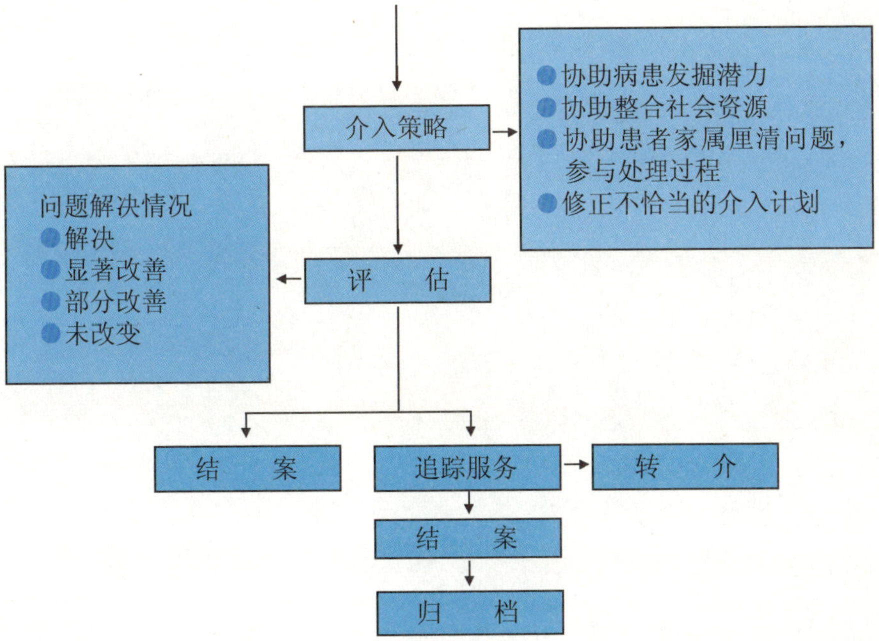

图2.4 个案工作流程

2.2.1 开展个案的基本条件

正在接受住院和门急诊治疗的病患及其家属都可能是医务社工的潜在服务对象，具体包括：病患及其家属认为自己需要社工服务而主动求助的，他人、医护人员、病友转介，觉得病患有困难需要社工介入的，社工通过临床探访发现病患及家属需要社工服务的。开展个案的基本条件可归纳如下：

■家庭经济困难，不能继续支付医疗费用，后续治疗受到严重影响的。

■家属或医生反映其临床表现抑郁，不与人沟通、焦躁、饮食不正常、休息欠规律，严重影响服务对象顺利治疗的。

■病患认为疾病给自己带来了很大的心理压力和经济负担，主动求助社工的。

确定需要社工介入，一定要通过对服务对象的考量和临床观察，切忌单以社工视角界定服务对象的需要和问题。

图2.4为社工走访病房、接触病人。

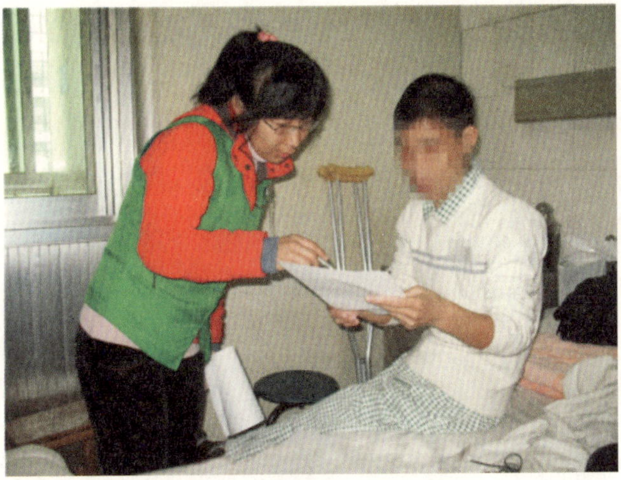

图2.5 社工走访病房、接触患者

2.2.2 个案跟进

建档并依据病患、家属、医生、护士的反映和临床观察，预估服务对象的问题及困境后，社工服务随即开始。不属于社工服务范畴的，可告知服务对象缘由或立即转介。

登记开案后，与督导讨论贴切的介入策略，制订介入计划。开案初期，社工应多接触服务对象，第一周内应有2～3次接触。接触方式可根据病患接受治疗的形式灵活选择，如正在接受门诊、急诊治疗的病患，除了看门诊、急诊时约访面谈，还可选择电话、手机短信、网络等方式；对正在接受住院治疗的病患，则多选择临床探访。第二、三周可减少接触的次数，但至少应保持每周1～2次，此后接触时间间隔可逐渐延长。我们这里所讲的都是一般的个案跟进规律，接触密度要根据具体的个案而定，尤其是根据服务对象的改变情况而定。

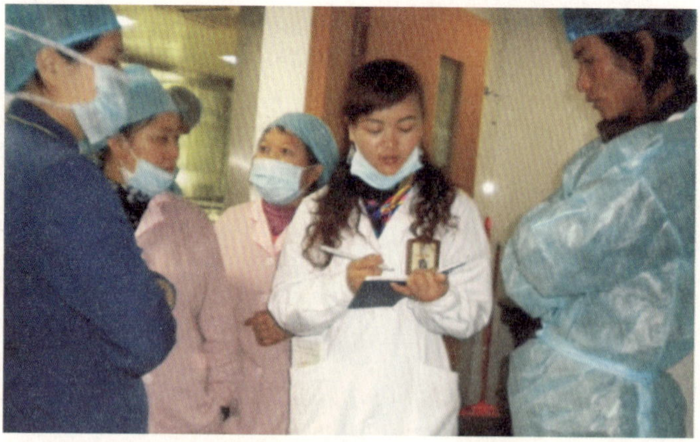

图2.6 讨论个案

社工在确定个案问题并进行跟进时，可选用两大技巧：

1. 甄别问题

医务社工接触的个案无论是服务对象主动求助的还是其他人转介的，都需要社工深入临床，通过观察和谈话甄别问题。如病患认为自己经济困难，务必寻求医护人员确认。其他人员认为病患有困难的，则要通过与病患的谈话和观察确定。

2. 解决问题

问题确定后，社工可和病患及其家属商谈解决问题的途径，包括如何解决经济困难、如何调适心理状态等。

2.2.3 结案理由

出现以下情况之一者，可考虑结案：

■服务对象感觉自己的问题已经得到缓解或自我解决问题的能力及与周围环境互动的能力得到恢复，不再需要社工服务。

■服务对象顺利完成治疗，临床表现为心理和生理体征趋于稳定，达到出院标准，经过社工和服务对象的沟通认为无需继续跟进；若出现其他需求，医务社工的服务不能满足的则应予以转介。

■无法与服务对象取得联络，有部分患者在完成治疗出院后仍需跟进，如肿瘤患者及其他重症慢病患者；但若3个月内无法与之取得联系，包括通过医生、家属及登记的联系方式都联系不到本人时，可考虑结案处理。

■服务对象病亡，并在协助家属走出危机后，经评估认为无需继续跟进的，进行结案处理。

■其他原因，如服务对象极度抵制社工的服务，多次表示不需要社工服务，家属也认为不需要社工服务的，可考虑结案。

2.2.4 结案注意事项

1. 结案前社工应就病患情况作详细评估，并事先与病患及其家属讨论，使其有心理准备

除评估是否完成既定个案目标和任务、服务对象的问题是否改善和缓解并达到结案标准外，还应做好结案记录。结案登记内容包括：

- 转介来源、经过及原因。
- 记载病患接受医疗的进度。
- 指明结案时的医疗状况。
- 简述对病患主要问题所提供的个案工作服务内容。
- 介绍病患情况。
- 结案理由及安排事项；注明结案日期并签名，交由督导审阅。

2. 情绪处理

个案完成结案时，社工和服务对象面临专业关系的解除，势必会有离别情绪，包括正面的和负面的，社工处理务必恰当。协助服务对象回顾从社工接触前到介入后逐步的改善过程，在此过程中对其所做出的努力给予赞赏和肯

定，让服务对象感受到自己的变化，相信自己有能力面对自己的问题。

3. 检讨

检讨是结案阶段的一个重要的环节，主要包括：

■审视社工介入的实际效果，介入是否对服务对象起到了真正的效用。

■检查社工在介入过程中的表现以及社工技巧的运用是否贴切、娴熟。

■检查社工是否在介入过程中秉承了社工的专业价值观，是否做到了一心一意为服务对象的利益着想，是否在介入过程中注意发挥服务对象的潜力并促使其自我决定或完全替代服务对象帮他做决定。

检讨之所以重要，是因为：

■社工对服务对象交代是负责的表现。

■社工对自我的交代，反思在介入过程中自己的不足和亮点，获得专业成长。

■对专业的交代，社会工作本身就是一门反思性极强的社会科学，不断检讨和反思，有助于社工技巧的发展和专业理论的拓展。

2.2.5 危机处理

危机介入是指医务社工在医院中针对病患的危机状态开展的调适和治疗工作。社工进行危机介入的基本原则是及时处理、限定目标、输入希望、提供支持、恢复自尊、培养自主能力。

1. “三无患者”的介入

无法核实身份，因疾病或事故被紧急送入医院治疗的特殊人群，通常被称为“三无患者”。对“三无患者”的一般医疗救治流程如下。

（1）确认身份：社工协助医院寻找其家人，确认“三无患者”身份，通过与患者沟通寻找相关信息，再通过“114”查询其当地公安局、派出所、政府、具体居住地电话，以核实确认，医护人员也会协助。

（2）联系相关资源：例如找救助站，与救助站取得联系，填写救助申请表，救助内容一般是帮助寻找家人及当地救助部门。在处理“三无患者”问题时，社工所发挥的协助作用主要包括查找相关信息，给予患者情绪支持，协助康复，并根据其情况及需求寻找、联系资源以及与相关部门沟通等。

2. 自杀及意图自杀

自杀是一种比较严重的社会问题，因为这一行为本身意味着自我毁灭以及对生命的放弃。由于医保及工伤赔偿不包括自杀，社工初接触这类个案时须特别小心。只有明白其防范心理及否认原因，才能令自杀未遂的自杀者在可信任的环境下坦白，接受社工的辅导及帮助。此外，有自杀意图的病患，当病情复发的倾向明显时，如肿瘤和白血病复发，社工首先要做的就是向医生明确患者的病情、住院表现以及有无家属陪伴等，特别要关注患者的睡眠情况。社工与意图自杀者进行互动时，首先应找出其对于事件的态度和感想，评估发生自杀/再次自杀的风险，并展开辅导以预防自杀/再度自杀的发生。对于有自杀意图的患者，社工应找到症结，开展心理辅导、疏导情绪，并联系家人或照顾者，让他们多加留意，以保护生命、防止悲剧的发生。

●自杀风险评估测量表

指导语：下列题目为有自杀倾向的人的可能性反应。若你身旁的个案疑似为自杀高危险者时，请依照题目的指示，在“○”中以“√”号标示符合的状况。

○感到强烈的无望/绝望
○自尊非常低
○感到哀愁与忧郁，并且对于喜爱的活动兴趣缺乏
○酒类或药物的使用量较以往多
○近期有经历失落事件或是与重要他人分离
○变得非常喜怒无常
○突然变得沉静
○言谈过程中，透露出自杀的想法
○对于死亡有预期性想法
○在课业或工作上的程序现不如以往
○从朋友群聚中退缩下来
○从过去的经常性活动中退缩下来
○不重视自身外表
○精神集中感到困难
○出现身体不适症状，如头痛或倦怠感
○强烈地出现罪恶感或羞耻感
○出现暴力、敌对或反叛的行为（尤其是年轻人最常有此反应）
○近期是否曾因接受精神科住院治疗后出院

附记：当您所勾选的“○”愈多时，就愈有理由考虑被评估者正受到自杀的威胁，请予以妥善的专业处置。

（参考资料：台北医科大学精神科测评问卷。）

3. 艾滋病介入

艾滋病（AIDS）的医学全称是“后天免疫缺乏症候群，（acquired immune deficiency syndrome），是一种由HIV病毒侵入人体后破坏人体免疫功能，使人体发生多种不可治愈的感染和肿瘤，最后导致感染者死亡的一种严重传染病。我国内地目前艾滋病患者群逐年递增，因为艾滋病的破坏性，社会民众大多谈“艾”色变。艾滋病患者往往被社会疏离，成为比较特殊的人群。因而，艾滋病患者是医院社工经常会接触的服务对象，其介入手法包括：

（1）先和专业医生沟通，了解传染病病友目前的治疗方法、临床治疗效果以及与该群体病友接触应该注意的事项。

（2）关注服务对象的感受，了解当他们知道自己感染艾滋病或其他传染性疾病时的感受和想法，帮助其舒缓心理压力。

（3）了解服务对象目前的生活和工作情况，如有生活上的困难，社工应想办法协调社会资源予以解决，保持其正常的生活状况，稳定其情绪。

（4）协助服务对象纠正负面行为和心理表现，树立积极心理，发掘服务对象的特长和爱好，倡导健康的生活习惯。

（5）在专业医生指导下，监督服务对象按时治疗、按时服用药物。

（6）指导服务对象避免将病毒传给家人和其他人，如性行为时怎样使用安全套等。

4. 医患纠纷处理

由多方面因素所致，近年来，医患矛盾突出，医疗纠纷不断。就目前来讲，这是社工在医院面临的最为棘手的问题。社工的第三者身份，往往多被医院委派去处理医患纠纷，但是又没有被赋予应有的职权，因而在处理医疗纠纷时显得比较尴尬。所以，社工要调整好自己的角色，尽量在中间起到沟通、润滑作用，避免双方矛盾升级，争取创造有利于双方的谈判环境。其一般流程包括接案—调查—疏导—沟通（谈判）。

5. 死亡

因为突发事故或疾病死亡的病患家属，大多没有做好充分的思想准备，表现得悲痛欲绝，心理压力过大，进而影响正常的生活工作。这对新进社工来讲比较有挑战性，一般处理流程如下：

（1）让家属诉说病患亡故后会给自己的生活带来什么样的影响和变化，引导其把悲痛发泄出来。

（2）鼓励家属将病患死亡的过程及其在此过程中他们做过哪些努力与尝试讲出来，让家属正确面对死亡，以减轻对自我的责怪和内疚。

（3）和家属一起回忆与病亡者共同生活的点点滴滴，疏导家属的怀念之情。

（4）引导家属谈病亡者生前的愿望和遗嘱，鼓励家属完成。

（5）鼓励家属勇敢地面对生活。

2.2.6 个案开展所面对的困难及解决方法

在深圳，一线医务社工在开展服务初期，民众、医院的医护人员、病患及其家属都不了解社工的服务，社工往往是通过主动的方式深入临床接触病患的。社工面临的首要困难就是怎样向病友宣传社工，与病友建立信任关系。而内地目前的医疗体制也会导致其他问题。内地社工个案开展，一般会遇到三大困难。

1. 病患及其家属对社工缺乏认识和信任

面对如此个案，社工除耐心地向病患及其家属介绍社工服务以外，还应讲究一些策略，例如医护人员的介绍，可增强病患对社工的信任。另外，在会谈过程中，社工可运用同感、关注等支持性专业技巧，让病患切实感觉到社工与他人的不同，包括真的关心病患以及为患者着想，也是建立信任的重要手段。

2. 社工较难在医院取得医护人员的认可

相对于医学，社会工作学科在我国是后来者，而医院实则是以医生为主导的。与其他辅助医疗人员一样，社工处于从属地位，难以与医生建立平等互信的合作关系。新进社工，一方面要积极主动与医生进行沟通，宣传社工服务的内容；另一方面要踏踏实实地做事，让医护人员感受到社工服务对患者的具体作用及对治疗过程的帮助，用服务和实际行动为社工树立口碑，赢得专业尊重。

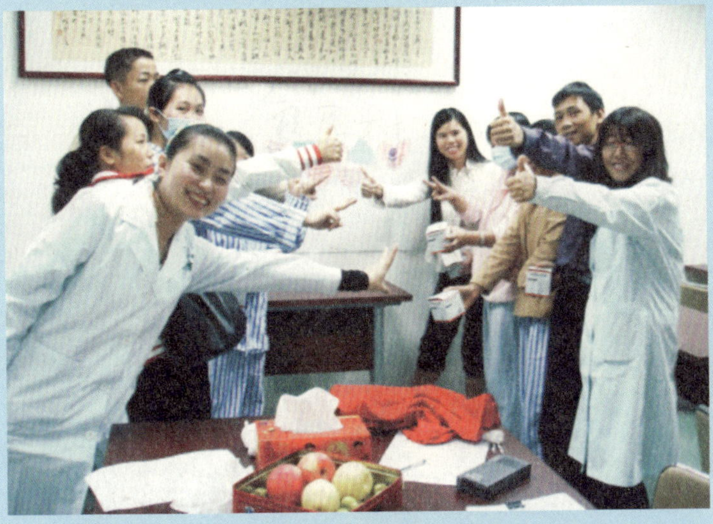

图2.7 小组活动

3. 医疗费用高昂，社会支持资源匮乏

由于我国目前的医疗体制所致，医疗费用比较高昂，往往超出了病患及其家属的支付能力。社工在医院的一个主要服务内容，就是协助申请社会救助基金，使得病患能顺利获得治疗。但是，目前社会资源比较匮乏，无论是救助基金的种类还是数额都难以满足病患的需要。这就需要社工，一方面，积极、系统地发掘社会资源，通过各种途径，包括利用媒体动员社会捐献；另一方面，可通过总结临床经验，就重点困难人群问题向社会倡导，开辟新的救助资源。

2.3 小组工作

2.3.1 小组工作指引

1. 计划阶段

■开展小组活动的动机和目的。

■针对哪一病类的病患和家属开展服务。

■对病患和家属的共同需要做预估。

■该次小组活动的目标。

■是否需要医护人员协助。

■经费和场地的安排。

2. 动员阶段

■社工深入病房与准组员进行个别会谈，向其说明组织小组活动的用意，并深入了解该组员的个人需要，以及对将要参加的小组活动的动机及期望。

■集合所有准组员，向组员说明小组活动开展的目的，并与组员共同确定小组活动目标、活动方式、聚会时间、地点和计划开展的期限。

3. 执行阶段

执行阶段，即社工运用小组活动技巧完成小组计划，主要工作内容如下：

■随时观察病患在小组中的表现和反应，对不恰当的小组内容进行及时调整。

■随时了解病患的治疗进展情况。

■必要时请有关的医护人员列席。

■对每一节小组活动及个体成员的进度做清晰的记录。

■每一节小组活动完成后，都要做检讨，以保证小组活动的效果和质量。

4. 评估结束阶段

评估是小组工作的重要部分，评估始于小组开始，终于小组结束。评估项目主要有小组目标的完成情况、组员的改变情况、小组过程及小组组员行为的测量、社工使用技术方案。其主要工作内容包括：

■小组活动结束举办聚会，对表现积极的组员给予奖励。

■安排组员填写小组活动满意度调查表。

■对有个别需要或特殊问题的组员予以跟踪。

2.3.2 医务领域小组类型及内容

1. 小组种类

■按疾病种类划分：根据各类疾病的临床特征给患者及其家属带来的不同问题划分小组，比如“白血病病友支持小组（或成长小组）”、“乳腺癌病友互助小组”、“肾病病友支持互助小组”、“糖尿病病友关爱小组”等。

■按组员身份划分：根据参加小组活动人员身份的不同，经常开展的有患者小组、家属小组、病友和家属小组、医护人员（减压）小组、导医成长小组如“肿瘤病友小组活动”、“脑瘫患儿家属支持小组”、“白血病患儿及其家长学习小组”等。

■按成员出入控制划分：封闭式小组，即人数有一定的限制，人员、开展活动的时间在一定时期内是固定的，医院目前开展这一类型的小组活动相对比较少，因为患者不固定的因素很多，为了确保小组活动的实际效果、保证小组的互动情况，一定要保证组员人数；开放式（或半开放式）小组，即成员不固定，感兴趣的患者都可以参与到小组活动中。目前我们开展的小组活动大多都属于这一类型，病友比较自由，可能下一次小组活动时他已经出院，再次入院治疗时也可继续参加。

■按小组性质划分：小组的性质是根据小组的功能和目标来界定的，一般有支持性小组、教育小组、治疗小组、康娱小组，有些小组可能同时交叉着上述所有功能。在临床小组活动开展过程中，很多功能往往都是兼顾的。如“白血病病友支持小组”的目标是鼓励病友互动、相互支持，邀请专家给病友讲解饮食及康复方面的知识，对心理压力大的病友、医护人员进行小组释放治疗。另外，可以根据小组活动的组织形式不同，形成如联谊形式、座谈会形式和讨论会形式的小组。

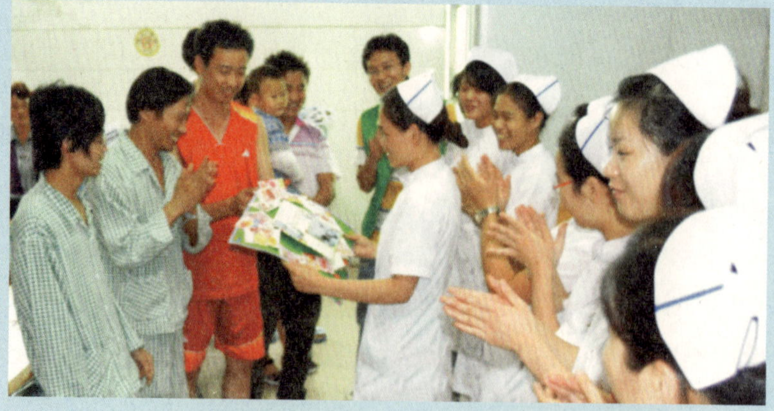

图2.8　患者参与护士节活动

2. 医院常用小组类型具体提供的服务

●支持性小组/教育小组/治疗小组

■疾病知识宣教——病友及家属普遍遇到的问题就是对疾病缺乏认识，对治疗过程中可能出现的问题不了解，导致心理压力比较大。所以，社工开展小组的一项重要服务内容就是邀请专家开展讲座，向病友及其家属普及基本的病理知识和治疗过程知识。

■饮食方面的内容——病友及其家属关心的另外一个共同话题就是，在治疗和康复的过程中饮食方面应该注意的问题。除了邀请医护人员讲课，社工也可邀请一些康复效果较好的病友给大家分享经验体会。

■心理治疗——临床小组活动一般以慢病病友为主，他们的治疗过程一般比较漫长，在治疗过程中难免会出现各种心理问题和情绪，小组侧重让病友释放心理压力，讲出不愉快的事，让其轻松地回到治疗中。

■离院前准备小组——为经长期住院准备出院的患者推行离院计划小组，可与医护人员合作指导患者及其家属出院后应注意事项，如护理方面、饮食方面、其他方面（白血病患者出院抵抗力低，尽量避免去人流量大的地方）；同时，发挥患者间互相支持功能，分享经验，梳理担忧情绪，协助其重新适应和融入小区、家庭。

■病友人际关系拓展——病友生病后，因为各种各样的原因，多数病友面临人际关系变窄、支持系统狭小的问题。小组活动可让病友在小组中建立关系，获得来自其他病友的支持。

■提供其他信息——对于经济困难的病友，可向其提供基金申请渠道，或与其他病友分享符合条件的资源，对工伤和职业病病友可提供维权相关法律法规信息。

■健身操——病友住院期间，通常是上午集中治疗，下午则无治疗安排，常常躺在病床上，无事可做且感觉无聊、身体乏力，令其思想负担加重。社工开展此类小组活动，往往会根据病友的兴趣选择简单易操作的健身操，如在临床工作活动中，“八段锦”健身操简单易学，很受病友欢迎。

●康娱活动

组织住院期间病情比较稳定的患者，开展文艺、健身操等活动，包括唱歌比赛、话剧表演、乐器演奏、棋牌展示、“八段锦”健身操等，这样既能丰富住院患者的生活、增加生活乐趣、增强其对抗疾病的信心，又能增进住院患者的人际沟通。

●家属小组

■疾病知识宣教——让患者家属了解疾病知识有利于更好地照顾病友，患者家属对这一方面的知识也比较渴求。

■临床护理技巧——邀请护理人员讲护理方面的技巧，另外，请有经验的病友家属给新病友家属分享技巧。

■家属心理治疗——临床调查显示患者家属的心理压力往往高过患者，尤其是一些重大疾病，医生都是直接跟家属讲病情的。所以，开展家属小组活动往往会以疏导家属的心理压力为重点内容，鼓励家属相互交流，建立互助分享的合作关系。

■家属、病友关系调适——重大疾病病友情绪波动较大，情绪急躁、爱发脾气，其发泄对象首当其冲的就是其家属，所以家属小组的一个重要内容就是家属、病友关系调适，健康积极的家庭关系是病友抗病的重要支持。

●医护人员小组（图2.9为医务人员小组）

■减压小组——我国目前医疗状况导致医护人员工作量超负荷，工作环境特殊，面对的就诊患者病情呈现多样化和危重性、情况突发性、求医的紧迫性、后果的严重性等特点，通常会导致医护人员心理压力过大，社工组织医护人员活动的一个重要任务就是协助医护人员减压。

■重新定位、树立医护人员新形象——目前，社会上对医护人员的评价偏负面，医患矛盾突出，社工开展医护人员小组活动的另一个内容就是让他们重新认识自己工作的意义、肯定自己工作的成效。

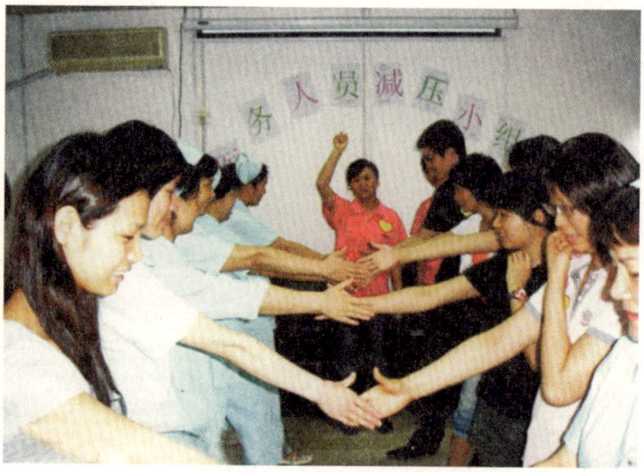

图2.9　医务人员小组

●病友手工制作小组

长期病患者，治疗过程时间通常很长，在医院非治疗期间多会陷入思想负担中，这往往影响他们情绪的稳定。根据病友的兴趣组织手工制作小组活动，一方面可以让病友生活更充实；另一方面可以帮助其协调与他人的关系。如病友心意卡制作小组，是为关心自己的朋友和家人制作心意卡表达谢意。

小组工作是社会工作的一种重要方法，它在医院有个案、社区不可替代的优势。小组工作在介入层次中介于个案工作与社区工作之间，往往兼顾两者的优势而摒弃两者的不足。小组活动既兼顾病友的个别化，又注意协助患者建立相互支持关系，因而是临床实践中最受病友欢迎的社工方法。

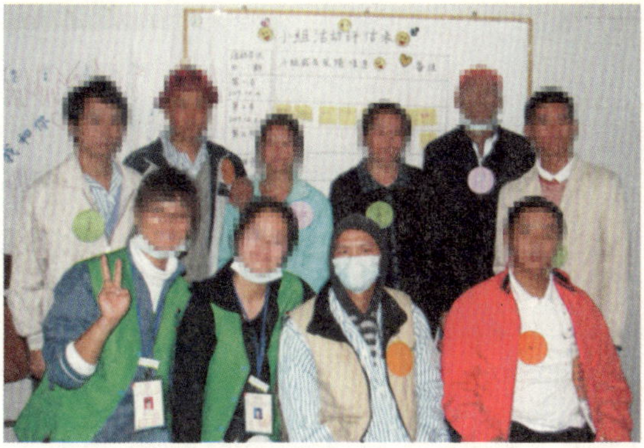

图2.10 患者小组

2.3.3 小组工作开展所面对的困难及解决方法

●组员数目难以保障

组员数目由医院组员的特点所决定，很多不确定性因素会影响组员按计划参加小组活动，如身体不适、出院等。所以，在设计小组活动时，社工应尽可能地多设计开放式小组，以保证组员的数目、保持小组互动氛围和人气，从而有助于调动组员参加下节小组活动的积极性。

●患者的安全

受患者本身的特点所制约，他们随时可能发生病情变化，为了安全以及责任起见，社工在选择组员时应尽可能与医生沟通，以便了解病患的情况，选择病情比较稳定、活动能力较强的组员，另外也可考虑让每节活动都有医护人员参与。

●活动场所

现在的医院环境设置都是以治疗为核心的，科室基本没有设置病患活动室。所以，社工在医院开展小组活动时，场地比较难以协调，太远则病患不便，在病房开展活动空间又太小。遇此情形，社工可与科室联系，协调活动场地；也可以通过向医院高层反映，建议在建设住院部时设计病患专用活动室。

●游戏

开展小组活动时，为避免病友游戏参与度不高，甚至产生抵制情绪，社工一方面要从病患的实际情况出发，设计活动量不大、简便易操作的游戏；另一方面要向病友说明游戏活动的目的。

2.4 活动

2.4.1 一般活动指引

医务领域的活动是医务社工在院内对正在住院和接受门诊治疗的病患和家属所开展的活动，包括邀请医院专家开展系列疾病治疗和康复知识讲座、组织策划长期慢性病患者及其家属的郊游活动以舒缓压力、组织病友的文化娱乐活动等，其目的都是帮助病患在医院顺利治疗；或进入社区，于人流量较大的公园（广场）对民众开展专家讲座、义诊等，宣传疾病预防和健康知识，诸如基本健康教育、长期慢性病教育、传染病教育、心理卫生教育、戒烟教育、艾滋病教育、毒品预防等，以提高民众的健康保健意识，促进良好健康生活习惯的形成。

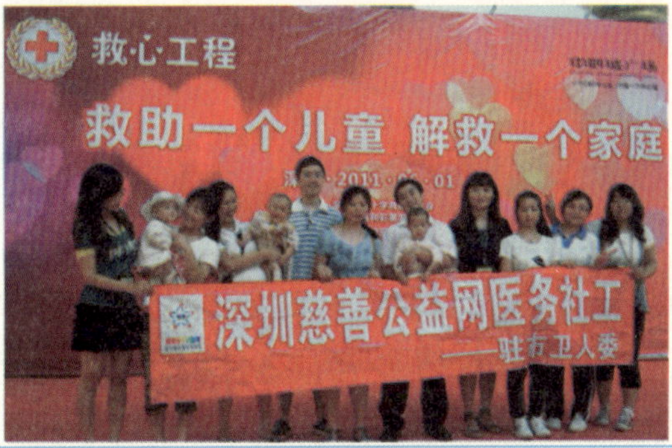

图2.11 社区活动

1. 一般活动流程

●需求评估

■社工深入临床，以访谈和问卷的形式，针对正在住院和门诊治疗的患者及其家属收集、分析实际需求。

■社工通过本市区上年度卫生系统疾病预防报告，根据病类和专业人士讨论需求情况，分析研究本市区多发疾病情况。

■策划社区活动时，先到社区工作站或相关部门了解本社区的人口情况，如老年人多的，就开展慢病预防等社区活动；另外，可选择以下的特别日期开展主题宣传活动，如世界无烟日（5月31日）、乳腺癌日（10月18日）、世界糖尿病日(11月14日)、世界艾滋病日（12月1日）。

●制订活动方案

■社工根据需求评估撰写活动方案，包括组织该活动的背景、意义、主要内容、评估方法及经费预算。

■将活动方案初稿交给督导审核，提出修改意见，完善后提交给用人单位相关部门负责人（或可能将来协助的部门），同时递交给社工机构审批。

●寻找合作伙伴

■通过驻点医院管辖的社康中心联络该社区工作站工作人员，介绍活动可能给社区居民带来的益处，由此吸引合作，并利用社区工作人员协调社区资源的优势。

■可与其他领域的社工合作开展活动。

●活动开展

方案确定后，社工便可着手资源整合工作，包括协调活动场地、音响设备、物资、活动所需的专业人士、志愿者、问卷设计等，若组织病友外出活动，路途稍远的需联系车辆，安排路途中的医护跟陪、目的地的救护等，考虑因素较多，因而建议尽量挑选病情比较稳定的病友，以宣传教育为主。

●活动评估

活动结束后回收活动参加者的满意度调查表、合作方意见、参加活动的工作人员检讨及督导意见等，这些都可以作为活动的评估材料。

2. 经常开展的活动形式

●讲座

讲座主要是根据病友及其家属对疾病知识的共同需求，邀请相关专家讲授疾病预防、治疗、康复方面的知识，目的是提高病友和家属对疾病的认知，减轻因疾病带来的恐慌和心理压力。

●户外活动

根据患者的共同特点和需求，通过组织患者前往旅游景区等富有大自然气息的环境郊游，让他们感受自然、释放压力。

●社区宣传

通过摆放宣传易拉宝、发放宣传单页与宣传纪念品的方式，加以适当的游戏摊位吸引人群。同时，将游戏设置成与主题相关，让服务对象在游戏过程中了解活动主题，增强活动服务效果。

●义诊或体检

即邀请医生为社区居民或其他民众提供义诊和体检，这需要医院的支持和医院相关部门的合作，而提前做好协调工作是社工的职责。

●义工募集及培训

与医院党团组织合作，张贴志愿者招募海报，吸纳医院有意参加义工服务的医护人员；在病房向患者及其家属宣传义工服务，吸纳身体状况稳定或者已经康复的患者加入义工服务队伍。建立义工名册，根据技能编组，如医护人员可提供疾病方面的知识讲座，义诊服务；康复的病友可以现身说法分享抗病经验，学历较高的患者可为住院的儿童补习功课，等等。同时，应实施包括义工服务宗旨、服务技巧、沟通、防感染等在内的培训计划，督导义工服务，确保义工团队的服务质量。

2.4.2 活动开展所面临的问题及解决方法

1. 活动目标不清晰

举办活动时，社工设定的目标往往过于宏大和空泛，这会导致活动没有头绪或混乱，更可能在活动结束做检讨时难以对活动效果作出评估，这就要求社工制定的活动目标尽可能具体并可考量。

2. 活动资源不足

●物资场地方面

社工所驻点的医院，用房都相当紧张，往往以医疗用房为主，很少有空余的场地专门供社工开展病友活动。为此，社工务必熟悉本院的会议室等场地，安排的活动尽量与医院的会议岔开，以便利用医院的会议室及音响设备等器材。

●活动经费方面

在组织活动时，奖品、活动费用等都会直接限制社工活动的开展，组织病友外出开展郊游活动，费用更是不菲。尽可能选择志同道合的合作单位，或积极寻求赞助商支持，是解决这一问题的基本手段。例如，2010年10月初，深圳社工组织的肾病病友及家属参加的“华侨城·健康行”活动，就是在社工协调下获得华侨城和一家药商大力支持的结果。

●工作人员方面

人员不足也会在很大程度上限制活动的开展，招募志愿者，经过培训，使其辅助活动，是社工可以采用的基本办法。

3. 活动内容安排

■在策划活动时，社工往往会从自我感觉出发，认为病友或社区居民可能会需要某种形式的活动，实施这样的活动，病友、家属或社区居民的参与度自然不会高。因此，社工在做每一次活动之前，务必充分调查，对患者的实际需求做到详尽地把握，在社区组织活动则一定要先了解社区居民的人口构成和实际需求后再着手策划。

■活动内容安排过于死板，活动进行时忽略参与者的及时反映，则是活动内容安排的主要问题。因而，社工在策划活动内容时，应尽可能灵活些，以便应对活动过程中出现的参与者的新需求。

4. 活动场面控制

社工人力有限，是社工组织大型活动时面临的一个重大的挑战，而当参与活动的人数超过活动预期人数时，场面更容易出现混乱并超出社工的场面控制能力，从而使活动偏离本来的目的。应对场面控制的主要方法是在策划活动时，一是要做好人员分工，并设置一个总负责人，其他工作人员则应分工明确，并能有意识地积极配合，形成默契以及时互补；二是做好活动应急预案，即无论出现何种情况，社工都能从容应对，以保证活动按预期顺利进行。

2.5 如何推广医务社会工作

1. 形成院内宣传模式

制作设计医务社工服务宣传单页，定期在重点科室为新入院的病患及其家属发放单页，让其了解医务社工的服务；在重点科室摆放专门的医务社工知识宣传架，放置相关的宣传单页、社工联系卡片；在医院内部开办医务社工宣传栏，位置务必醒目，选择在医院人流量较多的地方，放置包含医务社工知识宣传、活动剪影、患者心声、社工联系方式等内容的宣传单页。

2. 撰写工作报告

由于派驻单位的领导未必知晓社工的工作内容和对病患的作用，因而要取得医院上层领导的支持，以便有效地在医院开展工作。撰写工作报告是社工必须具备的一项重要技能，其目的是让医院上层领导了解社工的工作内容，加深对社工的认识。工作报告一般分为季报和年报等形式，内容包含该阶段社工工作情况、下阶段工作计划、在该医院开展工作的想法和建议等，报告语言务必专业、简练。

3. 举办工作汇报会

除在医院积极主动地拓展服务外，面向社会开展宣传也是社工的一项重要工作。其主要方式是通过向机构申请经费和支持，举办工作汇报会，会议时间一般选择在年终或年初。工作汇报会的重点工作内容是邀请嘉宾出席，包括医疗领域的领导，社工驻派医院的领导，未开展医务社工服务的医院领导，各类媒体，在社会各方面有影响力的市民、病患及其家属。汇报内容除年度工作总结以外，最好还能动员病患讲述医务社工给他们带来的改变。

医务社会工作的行政要求

3.1 人员配置

目前，包括深圳在内的中国内地医务社工配备并无比例标准，较好的一间综合医院配置了5名社工，大部分医院则配置1～2名社工。受人手影响，服务大致是按需求、目标及重点科室配备的。

3.2 督导及社工的专业背景及相关经验

1. 一线社工

一线社工是已通过助理社工师/社工师职业水平考试并取得证书，或者具有社会工作专业及与社会工作相关的专业本科以上学历的深圳市注册社工。凭专业服务，以患者/服务对象为本，成熟地面对患者厄困，且具有良好的沟通能力，能与不同专业人士展开合作，是一线社工的基本素质。

2. 本土督导

除具备上述条件外，本土督导还应具有相关工作及管理经验，能以身作则，坚持信念并克服困难。

3.3 办公室要求与设备

1. 办公室要求

有属于社工的独立办公室、个案访谈室、小组工作室、社区活动场地。

2. 办公设备

社工应有办公桌、椅子、电脑、电话、打印机、服务对象来访接待用的桌椅、活动桌椅、相机、传真机、录音笔等基本配置。

医务社会工作成效评估

4.1 产出指标

制定产出指标不仅是确定一线社工的工作规范，而且是管理服务的工作要点以对资源提供者、服务使用者及公众的一种交代。借助产生指标，机构可向用人单位争取拓展专业工作范畴。制定产出指标时，应充分考虑社区、服务对象、机构专业发展等因素，并参照领域指标与用人单位充分沟通。

4.1.1 咨询

社工在走访病房和接待来访的过程中，为有需要但经评估无需开案的服务对象提供即时性的心理辅导或为服务对象建立个人档案。咨询范围为心理咨询、健康教育、医院服务、医院环境、社会资源、医患沟通等。不限定具体服务量。

4.1.2 个案

个案包括面谈、个案管理、家属会谈以及其他与个案相关的沟通联络、文案等工作。一般个案会谈为3次以上，会谈对象为36个/年。

4.1.3 小组

小组人数按照性质及目标来定，一般为3人以上、10人以下，教育性质的小组可适当扩充人数。每次小组活动以4～6节、每节40～60分钟为宜，小组活动每年可确定为3～4次或适当调节。

4.1.4 社区

参与人数15人以上，开展有特定主题（包括以宣传疾病知识）的开放性活动。医务领域社区活动多为开办讲座及宣传，内容包括生理与心理健康教育、康复训练、康娱活动、人际关系等。每次社区活动以 2 个小时为宜，每年至少策划2次社区活动。

4.2 成效指标

4.2.1 个案成效

根据个案完成后服务对象或家属填写的个案结束评量表/意见反馈表、督导评估、机构评估等进行评估。

4.2.2 小组成效

根据小组完成后组员填写的满意度调查问卷、工作员观察、检讨总结、成效评估、督导评估、机构评估等进行评估。

4.2.3 社区成效

根据活动人员参与度与满意度调查问卷、覆盖人群和形成社会影响程度以及工作员观察、检讨总结、督导评估、机构评估等进行评估。

4.3 服务时间

医务社工工作一般按照各用人单位规定时间安排，通常为每周一至周五上午8：00～12：00，下午14：00～17：00，危机事件或特别紧急工作例外。

4.3.1 个案

每个个案从接案到结案的时间都是不一样的，如果以病种、患者需求、社工介入程度等标准进行分类，危机介入个案时间大致为1天到1周之间；针对慢性病、癌症化疗患者的个案时间，大致为两个月到半年不等；临终关怀及其他个案时间一般为1～2个月。

4.3.2 小组

小组一般设定为每周1节，周期大致为1～2个月。

4.3.3 社区活动

根据社区活动的类型和人群，医务社工社区活动一般设定为半天。

4.4 质素监管和服务质素标准

4.4.1 一般服务质素标准（SQS）简介

●有关服务之质素保证

在管理及提供服务方面，香港社会服务之“服务质素标准”，对于社会服务单位应具备的质素水平主要依据如下四项原则厘定：

■明确界定服务宗旨和目标，运作形式应予公开；

■有效管理资源，管理方法应灵活变通、创新及持续改善；

■鉴定并满足服务使用者的特定需要；

■尊重服务使用者的权利。

●服务单位设定SQS的精神

据实阐明服务标准的具体实施方法，并以此作为依据，对服务内容、服务水平做出承诺，以资监察。SQS的大致内容（以香港现行规定为框架说明）为：

■SQS各项标准应备有公众易于阅览的文件及流程图示，以便服务对象知悉；

■这些SQS内容也包含了如何处理SQS本身，需要充分完善，否则整个SQS制度的作用都会受到影响；

■每个服务机构都应按照本身的机构和服务领域特质编制，切忌照搬他人的；

■执行措施的编制以重要性和业务应用面大小为主要参考因素，不宜零碎，宜集中在主干流程。

4.4.2 医务社会工作服务质素标准、执行措施

表4.1 医务社会工作服务质量标准、执行措施

序号	标准内容/监察范围	执行措施（典型范例）
1	服务单位备有服务政策及程序，可供服务使用者、职员及其他关注人士阅览	● 备有服务单张可供索阅 ● 备有各项规章制度供索阅
2	服务单位应检讨及修订有关服务，提供各方面的政策和程序	● 中心内部已备有各项服务流程与措施 ● 机构有完善的文件保密储存措施
3	服务单位须保存服务运作及最新活动记录	保存一切个案、小组、活动和其他与服务有关的文件记录，并需交回机构存储
4	机构/服务单位须定期制备统计资料及服务表现报告	团队组长每月收集社工工作数据并作出统计，定期撰写下月工作计划

续表4.1

序号	标准内容/监察范围	执行措施（典型范例）
5	见习督导/初级督导/督导审阅所有个案及活动记录，并给社工以有关督导	服务单位应制定呈交程序，以供员工遵守，列明呈交时间、对象、存档方法
6	所有职员、管理人员、管理委员会、理事会或决策组织的职务及责任均有清楚的界定	社工机构内部管理文件中要详细列明权责流程
7	服务机构实施有效的职员招聘、职员合约、发展、训练、评估、调派及纪律处分守则	社工机构内部管理文件中要详细列明
8	服务单位备有收集及采纳服务使用者和职员意见的机制	● 列明何时、如何收集及处理员工意见 ● 可于服务完结时以特定形式（如现场问卷、意见收集箱）收集意见

续表4.1

序号	标准内容/监察范围	执行措施（典型范例）
9	服务单位实施政策及程序，确保有效的财务管理	社工机构内部管理文件中要详细列明
10	服务单位遵守一切有关的法律	服务单位应搜集相关法规，适时提点员工
11	服务单位要确保服务用户获得清楚明确的数据，知道如何申请接受和退出服务	中心单张和内部文件要订明申请和退出服务的流程
12	尊重服务使用者及保护隐私的保密权利	中心要采取措施保障隐私和保密。例如档案应存放在档案袋里，年底交回机构存盘
13	服务单位运用有计划的方法，评估和满足服务使用者的需要（不论服务对象是个人、家庭、团体或社区）	中心每年要提前制订年度计划，并在每个月底制订下个月的工作计划，年底作出评估和总结，并以完成文件为依据

续表4.1

序号	标准内容/监察范围	执行措施（典型范例）
14	服务单位采取一切合理措施，确保职员和服务使用者处身安全的环境	● 服务单位定期勘察其现场环境及邻近环境，以确定是否有安全问题，并制定和实施处理安全问题的适当策略 ● 凡发生在服务单位内并涉及职员和/或服务使用者的意外，受伤事故及当时的处理方法都应记录在案 ● 服务单位确保所有器材均得到适当维修，若情况适合，需在督导下使用 ● 提供和有效地保养所有消防设备及其他必需的安全设备 ● 备有与安全有关的制度和指引

4.4.3 新任社工注意事项

■社工上岗后应立刻熟悉所有SQS政策和执行措施。

■发现政策流程与实务差距应向管理层反馈，以便考虑修订，文件与实际政策流程执行必须一致。

医务社工如何与不同的人士建立合作关系

医务社工在医院开展专业服务活动，除了处理与病患及其家属的专业关系以外，还需要处理其他关系，如与医院医护人员、基层社区工作人员、其他相关人员的关系等。相对于专业关系而言，其他关系虽然处于辅助地位，但是处理得当将有助于专业工作的顺利开展。所以，社工与不同的人士建立合作关系是一项很重要的工作内容。

5.1.1 医院系统

1. 医院高层领导

社工机构或督导定期和医院高层领导沟通，不断明确社工的角色和职责，为社工在医院开展工作创造良好的环境。社工团队按季度向院领导汇报工作，加深医院高层对社工的认识，强化社工在医院的实际效用。

2. 医护人员

社工可积极主动地参与到重点科室如肿瘤科、血液内科以及医护人员的日查房团队，参与到病患治疗的讨论中去，为医生提供病患的心理背景及相关影响治疗方面的因素。

在全院，借助周会等形式开展“社工大讲堂”，介绍社工团队成员、工作内容及计划，让医院同仁了解社会工作相关知识，同时动员医院员工参与志愿服务。

5.1.2 社区系统

建立与社区系统的关系，有助于社工在开展社区活动时得到好的资源支持，包括与医院周边的街道办、社区工作站、居委会、辖区单位残联等部门或社会团体的关系处理；多与社区沟通，求同存异，以利益相互吸引，根据社区的实际需要联合策划社区活动。

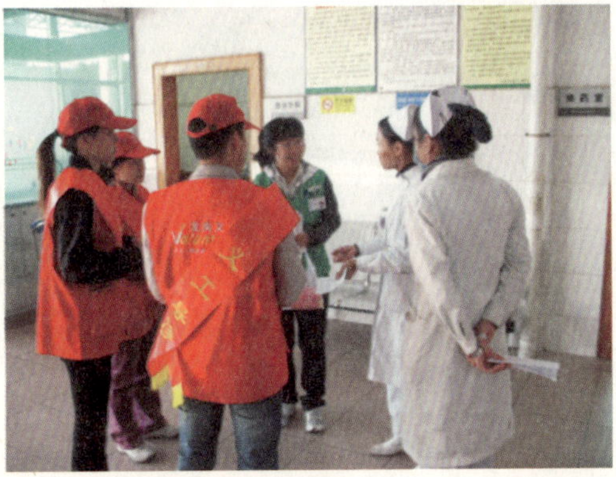

图5.1 社工义工联动的导诊服务

5.1.3 其他社会系统

1. 新闻媒体

社工与新闻媒体建立联络时，一般要对各媒体功能和性质进行分类，针对其范围和新闻需求进行有目的的沟通和合作，方能较好地运用新闻媒体强大的宣传和影响效应。

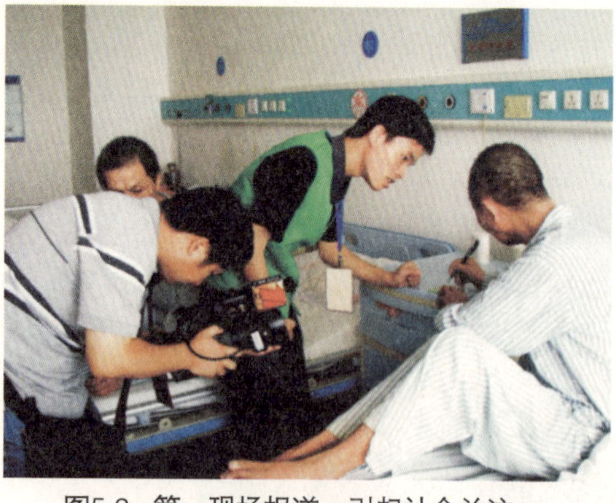

图5.2 第一现场报道，引起社会关注

2. 社会各界力量

针对社会各界力量，社工可通过宣传、影响和公益效应、关系营销、低利润输出等方法进行联系。

典型案例

6.1 个案分享：靠近我，温暖你
——为长期病患儿童家庭寻求资源

6.1.1 案例背景

1. 基本资料

服务对象姓名：TGS
性别：女
年龄：8岁
社工：成越男

2. 个案背景资料

■接案原因：服务对象1岁时被确诊为难以治愈的肾病综合征，数年来一直反复住院，导致原本一般的家庭变得更贫困。此次入院，由于缴纳不起医疗费用，服务对象及家长受服务对象病情影响心理压力过大，由护士长转介成为社工的服务对象。

■家庭情况：服务对象一家来自黑龙江，年过七十的爷爷在老家靠每月300元的退休金生活。服务对象与父母一起在深圳生活。自服务对象出生后，母亲就没有再工作。服务对象的父亲是一名出租车司机，收入不稳定，高昂的医疗费压力全落在了服务对象的父亲一人身上。所以，其家庭经济状况非常窘迫。

■健康状况：服务对象是难治性肾病综合征患儿，免疫能力低，正常情况需要每周到医院接受检查，发现异常则需住院治疗。经过几年的治疗，服务对象的病情并未得到有效控制，身体情况较差。

■情绪状况：服务对象为适龄入学儿童，但看着同龄的孩子都在上学，自己却由于长期往返医院、害怕感染等原因无法上学，就连与同龄人一样外出游戏、玩耍的机会也很少，因而出现焦躁情绪；又因病情久久得不到有效控制，还产生了恐惧心理。在其父母方面，受服务对象病情、经济压力、害怕服务对象知道自己真实病情等因素影响，情绪压力巨大。

■行为表现：服务对象的母亲表述，服务对象是一个性格开朗、乐观、懂事的孩子，在病情稳定时常常会说一些逗人开心的话，但长期的封闭生活使其变得不爱说话了，而且常常看着路上背着书包的同龄孩子，脸上流露出羡慕的表情。

■人际关系：服务对象患病后，经常往返于家与医院之间，由于患病后免疫力低，家人出于对服务对象的保护，极少带服务对象到人多的地方活动，隔离了服务对象与同龄群体的接触。服务对象与父母、两个舅舅的关系密切。

■经济状况：服务对象的母亲没有工作，父亲是一名出租车司机，收入不稳定，要承担一家人的生活费用、服务对象的治疗费用，家里已是债台高垒。

■支持网络：服务对象有父母、舅舅及外婆等家人作为支持系统。

■社工协助申请劳务工子女关爱基金2000元，福彩公益金“寻找需要帮助的人”8000元，与深圳广电集团“飞扬971”共同筹得10万元爱心款用于服务对象疾病治疗，并获得爱心人士每月300元的固定资助。

6.1.2 问题分析

■以生理—心理—社会模式作为介入模式，使社工对个案的需要有整体了解，按阶段协助服务对象及家人面对因患病所带来的各种问题。

■阶段理论认为，面对重大疾病，人们的心理状态可分为五个阶段，即否认期、愤怒期、协议期、抑郁期、接受期。社工参照此理论与服务对象及家长沟通，并表达能够了解、接纳他们的感受，愿意协助服务对象一家调整心理状态，使他们接受及面对服务对象患病的事实。

■负面标签，服务对象是未成年人，在被确诊为肾病综合征后，身边人的不理解、不接纳，甚至认为其是传染病患者而被贴上了标签。社工应协助服务对象去标签化，让他人科学认知此疾病，减少因不了解而产生的歧视，促进服务对象同周围人的沟通与融合。

■增能社会工作理论认为，个人需要不能得到满足，主要是由于环境对个人的排挤和压迫造成的。服务对象及其家人并非没有能力，而是生活环境的限制，使他们的个人能力受到了压制。社工协助服务对象确认了自己是改变自己的媒介、自己的无力感是可以改变的、专业人员只是帮助他们解决问题的伙伴、自己才是解决问题的主体。

6.1.3 服务计划

1. 服务目标

■帮助服务对象及其家人疏导情绪、缓解压力，并给予情感支持。

■协助服务对象与医生沟通，了解服务对象的治疗情况，使服务对象及其父母共同参与到治疗计划中，掌握其治疗进度。

■协助服务对象父母理性认识保障的重要性，尽快为服务对象在老家购买城镇合作医疗或深圳的少儿医保。

■协助申请各类救助基金，部分解决服务对象的医疗费难题。

■协助服务对象及其家人正视服务对象的疾病，树立解决问题的信心。

■帮助服务对象重建自信心，鼓励服务对象重拾书本，丰富自身的知识，提升自我解决问题的能力，为他日重返学校做准备。

2. 服务策略

■向服务对象的主治医生、所在科室护士长了解服务对象的病情，主动关心服务对象及其家人，收集服务对象的背景资料，并给予情绪支持与疏导，缓解服务对象由于对疾病不科学的认识而引起的焦虑、恐惧情绪。

■资源整合：鼓励服务对象父母搜索自身、家庭的可用资源，并与服务对象父母协商，由社工协助申请社会资源，如福彩公益金“寻找需要帮助的人”、“劳务工子女关爱基金”，为服务对象联系媒体资源，获得深圳广电集团“飞扬971”爱心资助等。

■保障问题：启发服务对象的父母提高保障意识，及时联系户籍所在地为家人投保城镇医疗或为服务对象购买深圳的少儿医保。

■促进服务对象提升自我认知，增强自信心，规划未来，为回归家庭、校园、社区做好准备。

6.1.4 介入过程

1. 第一阶段

■目标：建立良好的专业关系，收集服务对象的背景资料。

■主要内容：社工运用同理、鼓励、展望等技巧，主动关心服务对象一家，消除他们的隔阂心理，建立良好关系。与其父母一起，使服务对象慢慢接受因疾病带来的生理变化，及时进行情绪疏导，使服务对象能理智地面对治疗过程对生理、心理带来的影响。

2. 第二阶段

■目标：对服务对象及其父母给予情绪支持与疏导，找出服务需求，签订个案服务同意书。

■主要内容：采用倾听—同理—关怀等社工技巧，使服务对象及其父母压抑已久的情绪得到宣泄；与服务对象签订接受个案服务同意书，初步商定个案目标。

3. 第三阶段

■目标：争取社会支持网络，整合服务对象、社工自身及社会可用资源，尽可能为服务对象解决医疗费难题。

■主要内容：社工与服务对象的父母共同搜索可用资源，面对眼前的困难与问题；经与服务对象父母商定，社工适时向基金机构提出基金申请并得到及时救助。

4. 第四阶段

■目标：协助服务对象的父母认识保障的重要性。

■主要内容：举例说明有少儿医保、城镇合作医疗对服务对象、家庭的帮助，引导服务对象的父母尽快联系户口所在地相关部门申请办理。

5. 第五阶段

■目标：帮助服务对象重建自信心，提升自我解决问题的能力。

■主要内容：服务对象已到适龄入学阶段，由于长期患病，服务对象长期生活在周围人不理解、不接纳的环境中，自然形成了自卑心理，主要表现为不愿意与他人交流，把自己的喜好都隐藏起来，等等。通过与服务对象讨论同伙间的游戏生活、玩伴间的趣事等，拉近与服务对象的距离，以同理、鼓励等技巧使服务对象敞开心扉，与社工沟通互动，并主动要求加入社工开展的小组、社区活动。

6. 第六阶段

■目标：提升服务对象的自我认知，增强其自信心，使其重新看待自己的疾病，规划入学问题，做好结案准备，处理离别情绪。

■主要内容：社工告知服务对象已达到出院标准，出院后将与其结束专业关系；社工与服务对象一同梳理服务对象过去的生活，包括患病前与患病后的变化、自己的理想抱负等。同时，使服务对象认识到在个案服务过程中变得更自信，更认可自己；与服务对象一起探讨其回家后的生活计划，并给予引导性建议，使服务对象对自己的未来有更清晰的目标和安排。

6.1.5 评估

1. 评估方法（从服务对象自身感受与社工观察、访谈两个角度进行）

■ 服务对象在个案结束评量表中对自己个人的改变评分填写如下（1～10分，1分为完全不同意，10分为完全同意）：

1	我适应了患病后的角色转变	7.5
2	我对所患疾病的认识更加全面	6.5
3	我更能体谅父母的辛勤付出	7
4	我能够更乐观地看待目前的生活状况	7.5
5	我能够更好地控制调节自己的情绪	8.5
6	我找到了生活中更有意义的事情	8
7	我与人交往时更加自信	9
8	我对未来的生活有了规划和目标	8

服务对象在“能够更好地控制调节自己的情绪”、“对未来的生活有了规划和目标”两方面得分最高；而在“与人交往时更加自信”方面，则认为改变不是很大，但在其他方面都觉得自己有了一定的提升。

■ 社工观察及访谈：服务对象的改变主要表现为，在与社工关系方面，从最初的不理睬到可以敞开心扉交谈；在情绪方面，由刚患病时的沉默寡言、悲观消沉、焦虑不安到个案服务结束时情绪稳定、乐于与其他病友交流、能够积极面对所患疾病；在对病患身份适应方面，由最初的排斥、不能接受甚至逃避，转变为能够勇于面对、接受自己的病患身份。

2. 介入成效

■ 服务对象评估：服务对象表示自从患病后，一方面是对疾病方面的担忧，害怕周围的人对自己的歧视眼光；另一方面担心因自己治疗疾病所需的高额医疗费用会拖累家里，使父母更加辛苦。在儿童医院治疗期间与社工结识后，社工引导其理性认识了自己的疾病。通过多次访谈，使其对自己所患的疾病有了更深入的认识，减轻了心底对疾病的恐惧。社工的支持、鼓励、关心、尊重，使其认识到并非患病后就会遭到所有人的歧视。与此同时，社工奔走于基金机构与媒体之间，为其寻求到10多万元的救助资金，使其因患病而造成的沉重的家庭经济负担得到了缓解。

■ 目标达成情况：服务对象及其家人的负面情绪及压

力得到了有效缓解；通过在院期间的治疗，服务对象的病情得到了有效控制；服务对象及其家人对疾病的认识也更加深刻全面；服务对象父母也意识到了保障的重要性，为服务对象办理了合作医疗；通过为其成功申请各类救助基金，有效缓解了服务对象的家庭经济压力；在社工的不断鼓励与支持下，提升了服务对象的自信心与解决自身问题的能力；预定目标基本达成。

6.1.6 结案

1. 结案原因

服务对象病情得到有效控制，结束本阶段治疗，顺利出院，结束专业关系。

2. 结案处理方式及建议

提前告知服务对象即将结束专业关系，并做好结案准备，处理离别情绪。建议服务对象在每月定期回医院复诊期间继续参加社工组织的小组活动，扩大其社交圈，重新回归正常社会生活。

6.1.7 专业反思

在处理该个案的过程中，社工运用社会工作专业手法，成功为案主及其家人进行了情绪疏导，让其能理性地对待疾病，与医生积极沟通协调，在医患之间架起了沟通的桥梁，形成了良好的医社合作新模式。同时，通过协助其成功申请社会救助基金，使社工认识到在现有中国社会医疗保障体制下，依然有诸多病患因经济原因而得不到及时救助。社工还发挥了资源整合者与倡导者功能，通过媒体呼吁、联系基金机构、协调社会各类爱心资源等手段，使弱势病患这一群体在社会生活与政策层面上得到了关注和改善。

（深圳慈善公益网社工成越男提供）

6.2 小组活动分享：病友互助小组
——相行相伴·一起抗战

6.2.1 小组计划书

1. 活动背景

到目前为止，社工在深圳市人民医院的主要服务对象是肿瘤患者，选择的介入方法是个案辅导。通过辅导，评估发现肿瘤患者及其家属面临着各种压力。其主要表现为，一是对疾病本身的恐慌；二是高昂的医治费用带来的经济压力；三是被社会人为地异化导致的精神方面的压力，孤独无助、愤怒以至于严重抑郁症，是其表现形式。在介入过程中，社工通过协调各方面资源，尤其是与医生合作，帮助病人正确认识疾病，协调各类社会慈善基金缓解病人的经济压力，在心理方面尝试运用各种专业方法帮病人疏导压力，但是效果尚不甚显著。

访谈调查显示，更多的患者希望与病友建立畅通的沟通分享渠道。虽然病友之间有尝试沟通、交流的愿望，但无论是深度还是广度，都远满足不了病人的心理需求。而临床工作也显示，患同种病的病人之间因为有相同的心理背景和体验，容易沟通，其心理体悟与经历更有说服力，此即所谓的"同病相怜"。通过以上论述，社工认为组织肿瘤患者及其家属互助支持小组活动对于肿瘤患者是十分必要的。

2. 活动目的

- 让肿瘤患者及其家属分享患病以来的心理感受。
- 让每个肿瘤患者都感到自己不是独自在与命运抗争，而是在与家人、病友一起面对。
- 在小组活动过程中形成情感支持，舒缓患者及家属的压力。

■扩大肿瘤患者的交往圈。

■提高肿瘤患者的生命质量。

3. 小组概况

■小组名称：相行相伴·一起抗战。

■小组对象：以肿瘤放疗科患者为主。

■小组招募：为了小组活动安全、顺利，组员选择偏向活动能力强、身体状况稳定的；主要招募方式是社工与患者及其家属会谈动员以及医生介绍。

■组员人数：根据组员属性和小组活动内容设计，初步定为5～7人。

4. 具体目标

■建立融洽的小组成员合作关系，完成各小节小组活动任务。

■组员之间建立相互帮助、相互鼓励的支持网络。

■组员与家属之间的亲属关系更巩固。

■帮助组员更好地认识自己、接纳自己。

5. 相关理论

■马斯洛的需求层次理论：马斯洛把需求分成生理需要、安全需要、情感和归属的需要、尊重需要和自我实现的需要。其中情感和归属的需要包括两个方面的内容：一是友爱的需要，即人人都需要伙伴之间、同事之间融洽的关系或保持友谊和忠诚，人人都希望得到爱情、希望爱别人，也渴望接受别人的爱；二是归属的需要，即人都有一种归属于一个群体的感情需要并希望成为群体中的一员，以期相互关心和照顾。被尊重的需要，包括人人都希望自己有稳定的社会地位，要求个人的能力和成就得到社会的承认，它又可被区分为内部尊重和外部尊重。内部尊重指一个人希望在各种不同情境中有实力、能胜任、充满信心、独立自主；外部尊重指一个人希望有地位、有威信，受到别人的尊重、信赖和高度评价。马斯洛认为，尊重需要得到满足，能使人对自己充满信心，对社会满腔热情，体验到自己的用处和价值。而我们的组员，一经查出病患，便会由于各方面的原因而可能被他人贴签、视为危险人群，与社会和其他群体人为隔离，没有归属感，无法得到他人的尊重。因而小组的目的是，希望组员能在该同质组中找到归属感，获得其他组员的认同。

■社会支持网络理论：概而言之，社会支持网络就是社会支持的提供机制，即个体从社会和他人处获得的支持的总称。广义的社会支持包括物质帮助、行为支持、亲密的互动、指导、反馈、正面的社会互动6种形式。根据社会支持接受者和施与者的不同，还将其分为正式社会网络和非正式社会网络。正式社会网络包括政府、企业、社区组织和市场，非正式社会网络则包括血缘、亲缘、业缘、地缘和私人4种关系。我们的小组，旨在通过病缘关系，建立非正式的病友之间的支持关系，使组员获得来自病友的心理支持。

6. 活动设计

鉴于组员基本都是肿瘤晚期患者，行动不便，所以本小组活动初步定为6节，以谈话分享为主，游戏为辅，活动安排大致见表6.1。

表6.1　活动安排

节数	活动主题	活动内容	小节目标	原理运用理论支持	意外情况及处理	评估方法
第一节	认识你我，分享苦乐	介绍自己，在让大家认识自身的同时，最大限度地认识大家，可以通过1～2个简单的《破冰》游戏来融合气氛。接下来通过分享，让组员彼此交流目前的感受和体验	让小组成员彼此认识，清楚小组的目标、规范，记录小组成员的心理动态	学习理论	组员不受控制，滔滔不绝地说话——事先申明小组规则，限制发言时间	观察组员是否主动找病友谈话、主动参与游戏，主动向病友提问

续表6.1

节数	活动主题	活动内容	小节目标	原理运用理论支持	意外情况及处理	评估方法
第二节	回到病前，收获成长	通过简单的热身游戏建立气氛，分享患病前后自己经历的点点滴滴，从这些经历中获得面对困难的经验	运用小组的凝聚力，一同剖析过去经历的艰难，把走过的这一过程看成是一种洗礼，思考如何应对以后的生活	学习社会支持网络理论	关注组员的情绪，适当引导情绪发泄，注意控制场面	观察组员分享时的状态以及完成活动的程度和积极性
第三节	我最棒	通过易操作的热身游戏建立气氛，分享自己生命中最骄傲的事或重要的人	让组员分享自己生命的闪光点，引导组员给予表扬和鼓励，让组员认可自己，树立自信	社会支持网络理论，马斯洛需求层次理论	可能开始分享时会冷场，社工可以先引导分享	观察组员的表现、积极性及分享后的反应
第四节	因为有你所以我坚强	简单的游戏暖场，制作简单的贺卡，对患病以来孜孜不倦照顾自己的家属或朋友表示感恩	协助组员调整和家人、朋友的关系，让家庭关系更加和谐	马斯洛的需求层次理论	估计场面可能比较激动，社工应注意调节气氛，保持放松、温馨的场面	观察组员和家属的互动情况

续表6.1

节数	活动主题	活动内容	小节目标	原理运用理论支持	意外情况及处理	评估方法
第五节	正视现在，有人伴你同行	通过医生的客串讲座，告诉大家在病后要注意的生活及康复细节，让小组成员得到更多的知识，增强自信	补充分享生活及康复知识，给自己充电，增强面对生活的信心	学习理论	注意现场秩序	观察组员对信息的关注程度以及和医生及其他组员的互动分享情况
第六节	看向前方，我要活出自己	小组的最后一节应处理组员的离别情绪，做好总结	通过许愿活动来处理离别情绪，增进彼此的感情并确认在以后的生活中能够继续互相支持	社会支持理论	注意组员情绪	评估表格填写

7. 小组活动过程

●第一节　认识你我，分享苦乐

■ 活动时间：80分钟；

■ 小节主题：让小组成员彼此认识后，分享现时内心的感受；让组员清楚小组的目标、规范，记录小组成员的心理过程。

表6.2　第一节安排

序号	时间(分)	目　标	内　容	突发情况处理
1	5	让组员及社工之间互相认识	社工及义工自我介绍（包括姓名及在组中的角色等，介绍时尽量幽默简洁）	组员开小会：让其安静下来并认识到自己应认真听
2	5	让组员了解小组目的及内容，澄清疑问	社工介绍小组目的及内容	
3	15	加深组员之间的认识并适应小组氛围	破冰游戏《打傻瓜》——让玩者坐下围成一个圈，并在其中找出一个“打手”（其他人当然就是“傻瓜”了）；让大家简略地自我介绍；“打手”负责打人，而被打者（傻瓜）则要在被打之前说出另一个“傻瓜”的名字；若“傻瓜”不能在被打前说出另一人的名字，则要接替“打手”的位置，成为下一任打手。这个游戏可以没有输家，只到特定时间便完结，也可以是做“打手”最多的人受罚	告诫打人者不要太用力，以免引起反感

续表6.2

序号	时间(分)	目　标	内　容	突发情况处理
4	10	与组员一起订立小组规范，使其对小组更有归属感及责任担当	与组员一起订立小组规范，澄清小组内应有的秩序并从下一节开始设置“最积极组员奖”（由组员一起推选）	如果大家都保持沉默，社工可以先说几条，以引导大家发言
5	15	提供机会让组员倾诉自己的烦恼和困惑	分享一“让我告诉你”，即组员陈述现在的治疗情况，存在的困难和压力	组员不受控制，滔滔不绝地说话——事先申明小组规则，限制发言时间
6	15	让组员之间能够相互帮助，并且让组员能提高在这方面的认识	分享二“你的烦恼我知道吗？”——让老病友为新病友分享他们面临同样问题时的解决办法和心路历程	组员不想发言或沉默时应注意引导，发言太多则要适当控制
7	5	让组员回想刚才的发言，体验自己及他人的感受	社工进行分享总结，并请组员发表看法；组员推选优秀组员	发言控制及引导
8	10	通过分享本节小组的感受及收获，表达意见，可以改善组员对小组的看法，让各个组员也能够了解彼此的感受。通知下次的活动内容	邀请组员简单地说出对这次聚会的感受及意见	认真听取组员的反馈，做记录以备接下来的活动参考

●第二节　回到过去，收获成长

■活动时间：60分钟；

■小节主题：通过简单的热身游戏酝酿气氛，分享患病前后自己经历的点点滴滴，从这些经历中获得面对困难的经验。

表6.3　第二节安排

序号	时间(分)	目　标	内　容	突发情况处理
1	5	让组员知道本次活动的内容	社工介绍本次活动的内容和时间	—
2	10	热身游戏融洽气氛	热身游戏《捉虫虫》：组员站立围成一圈，每人向左右伸出手，左手握拳竖起拇指，右手拇指食指连成一个圆圈，套在右方组员的拇指上；主持人诵读一篇文章，当文章出现某一特定字眼（如“一”）时，右手要快速捉住右方组员的拇指，左手则要避免被人捉；捉得最多“虫虫”者得胜	—

续表6.3

序号	时间(分)	目　标	内　容	突发情况处理
3	30	分享患病前后的经历	患病前后的变化：周围人群对自己的看法，包括朋友、同事等，你是怎么想的；生病给自己的生活带来了哪些变化，自己是怎么应付的	注意组员的反应，引导组员发言
4	5	调动组员的参与积极性	评选最积极组员，鼓励大家向其学习	注意不大说话的组员，不要伤及他们的自尊心
5	10	通过分享本节小组的感受及收获，表达意见，改善组员对小组的看法，让组员了解彼此的感受，并通报下次的活动内容	邀请组员简单地分享对这次聚会的感受及意见	认真听取组员的反馈，做记录以备接下来的活动参考

●第三节 “我最棒”

■活动时间：60分钟；

■小节主题：让组员分享自己生命的闪光点，引导组员给予表扬和鼓励，让组员认可自己，树立自信。

表6.4 第三节安排

序号	时间(分)	目标	内容	突发情况处理
1	5	让组员明确本节小组活动的内容和任务	社工介绍该小节活动的内容，分享生命中做过的最为自豪、最为骄傲的事	—
2	15	热身游戏	开始之前，每个人报出自己的家乡，代表自己，但地点不能重复；假设你来自北京，而另一个人来自上海，你就要说：“开呀开呀开火车，北京的火车就要开。”大家一起问：“往哪儿开？”你说：“往上海开”，代表上海的那个人就要马上接着说：“上海的火车就要开。”然后大家一起问：“往哪开？”再由这个人选择另外的游戏对象，说：“往某某地方开。”假如对方稍有迟疑，没有反应过来就算输了	—

续表6.4

序号	时间(分)	目　标	内　容	突发情况处理
3	30	在往事中找到自我认可，肯定自己	找宝贝：每个组员用一定的时间（如5分钟），给大家分享自己一生中最骄傲的事或者对自己最重要的人，社工可以先从自己开始以引导其他组员	开始时组员可能不够积极，社工要积极地鼓励引导并注意掌控小组气氛
4	5	增强组员的积极性	让组员推荐表现最积极的组员，颁发纪念奖品以资鼓励	尽可能多地设奖项
5	5	通过分享本节小组感受及收获，表达意见，以改善组员对小组的看法，让组员了解彼此的感受，通知下次活动内容	邀请组员简单地分享对这次聚会的感受及意见	认真听取组员的反馈，做好记录以备接下来的活动参考

●第四节 因为有你，所以我坚强

■活动时间：60分钟；

■小节主题：协助组员调整和家人、朋友的关系，让家庭关系更加和谐。

表6.5 第四节安排

序号	时间(分)	目　标	内　容	突发情况处理
1	5	让组员明确该节任务	介绍小节活动的主要内容	—
2	15	热身游戏	游戏《一只青蛙》：参与者围成一圈，面朝中央。主持人念“一”，顺时针下一位念“只”，再“青”再“蛙”再“跳”再“进”再“水”再“中”再“扑通”；接着“两只青蛙跳进水中扑通扑通”……依此类推，跟不上或出错者罚表演节目	—
3	30	协助组员调整和家人、朋友的关系，让家庭关系更加和谐	分享患病以来家人或朋友对自己的鼓励和支持；制作简单的贺卡，对患病以来孜孜不倦照顾自己的家属或朋友表示感恩，向参加活动的家属或朋友当面表示感谢	—

续表6.5

序号	时间(分)	目　标	内　容	突发情况处理
4	10	通过分享本节小组的感受及收获，表达意见，改善组员对小组的看法，让组员了解彼此的感受，通知下次活动的内容	邀请组员简单地分享对这次聚会的感受及意见	认真听取组员的反馈，做记录以备接下来的活动参考

●第五节 大家一起来“八段锦”

■活动时间：60分钟；

■小节主题：通过医生的客串讲座，告诉大家在治疗期间应注意的问题，诸如饮食运动等，让小组成员得到更多的知识，增强自信。

表6.6 第五节安排

序号	时间(分)	目　标	内　容	突发情况处理
1	5	让组员明确该节的主要内容	介绍该小节活动任务	—
2	45	“八段锦”学习	社工带领组员学习“八段锦健身操”	建议身体不适病友观看
3	10	通过分享本节小组的感受及收获，表达意见，改善组员对小组的看法，让组员了解彼此的感受，通知下次活动的内容	邀请组员简单地分享对这次聚会的感受及意见（如医生有空，可参与分享）	注意引导发言，记录组员的意见和建议

●第六节　看向前方，我要活出自己

■活动时间：60分钟；

■小节主题：处理组员的离别情绪，做好总结。

表6.7　第六节安排

序号	时间(分)	目　标	内　容	突发情况处理
1	5	让组员有做好处理离别情绪的心理准备	告诉组员本节内容，强调本节是小组活动的最后一节	
2	15	通过游戏，加深组员彼此间的认识，增加组员间的协作能力	游戏《名人榜》：每位组员在纸上写一位其他组员的名字，随意贴在另一位组员的背上（不要让他看见这个名字）；所有人站起在场地中央，然后尽快猜自己背上的人名；每位组员向别人问是非题，每次只可问一个问题，从答案中猜出背后的人名；猜对者便可揭下背上的纸条贴在名人榜（黑板或墙）上；待全部组员都猜对背上的人名，游戏便宣告结束	强调结果不是重要的，重要的是过程
3	20	让组员憧憬未来，增强生活的信心	让组员思考3分钟，想象10年后自己的生活和工作情况，然后大声讲给其他组员听，“10年以后我要怎样……”	应注意平均分配时间，使每位组员都有机会分享自己的未来

续表6.7

序号	时间(分)	目　标	内　容	突发情况处理
4	10	总结经验，表达期望	社工总结小组经验，并希望组员能将小组中获得的知识和彼此间的支持运用在组外生活中，表达对组员的殷切期望	—
5	10	评估成效	发放自我评估表和满意度调查表，组员在填写的同时可以发表参与小组的感受	最好是现场收上来

8. 资源分工和活动预算

可以医院的活动室为小组活动场所，尽量少使用价格较高的活动工具以降低活动成本，并达到最佳效果，活动由社工、义工等人员负责，本次小组活动预算。

表6.8　活动预算

项　目	单价（元）	数量	总价（元）	备　注
签字笔	10	2盒	20	
纯净水	30	2箱	60	
气锤	10	3个	30	
气球	15	2包	30	
水果	10	24斤	240	
小礼品	6	35份	210	
优秀奖品	10	10份	100	
交通费用	2	6次	12	
不可预测费用	100			
费用总计			802	

9. 意外情况及处理

■没有组员参加或组员太少——积极动员或请医生或护士帮助动员。

■组员在活动中发病——可以请医生就近诊治，尽量不做剧烈活动。

■组员不配合或跟不上进度——把活动尽量搞得有吸引力且精练、简洁一些，时刻把组员当主角，多鼓励、表扬他以提升其自信心。

10. 评估方法

■最后一节收回评估表格。

■社工及义工在小组活动时随时观察记录并作评估分析。

■出席率、参与率、投入度评估。

■通过与组员聊天来感受其对活动的感受和意见。

附：小组组员评估表模板

尊敬的各位组员：

请用几分钟时间描述您参与本小组活动的情况，请圈出以下最能代表您意见的答案。

甲 对此项活动的评价

	非常不同意					非常同意
1. 我认为活动的目标达到	0	1	2	3	4	5
2. 我满意活动的时间安排	0	1	2	3	4	5
3. 我满意活动的形式	0	1	2	3	4	5
4. 我满意活动的场地	0	1	2	3	4	5
5. 我满意以下的活动内容						
5.1 活动介绍	0	1	2	3	4	5
5.2 热身游戏	0	1	2	3	4	5
5.3 分享	0	1	2	3	4	5
6. 社工表现						
6.1 我满意社工的工作表现	0	1	2	3	4	5
6.2 我满意社工的工作态度	0	1	2	3	4	5
7. 我投入此活动	0	1	2	3	4	5

乙 对此项活动成效的评价

1. 整体来说，我满意医务社工的活动	0	1	2	3	4	5
2. 我解决问题的能力提高了	0	1	2	3	4	5
3. 我觉得参加此次活动后，我更容易找到别人给予我的支持	0	1	2	3	4	5

丙 你对活动的其他意见或建议是：

____

____

注：此表由活动负责人预先填妥供活动参加者填写。

附：工作人员安排表模板

序号	人　员	职　务	负责内容
1	刘亚飞	社工	前期工作筹备安排、6节小组活动带领
2	张金慧（实习生）	宣传记录员	小组规范制订、宣传及招募方法、6节活动记录
3	刘丽丽	机动	场务、提出好游戏，根据小组活动情况替换其他活动内容中的游戏

6.2.2 小组过程记录

1. 第一节　认识你我，分享苦乐

●活动概况

■主题——认识你我，分享苦乐；

■日期——2011-03-23（星期三）；

■时间——上午9：30～11：00；

■地点——行政楼二楼会议室；

■组员—— 6人；

■出席—— 6人。

●活动准备

■物品筹备——社工须在活动前准备好所需物品，包括签到表、小礼品7份、小布饰、按摩器1个（优秀奖奖品）、水果3斤、汽锤1个（游戏道具）。

■场地安排——因为病房没有活动场所，所以社工与医院办公室协调，借用了距离病房较近的行政楼二楼会议室。该会议室很少使用，而且比较安静，活动面积也较大。场地布局大致见图6.1。

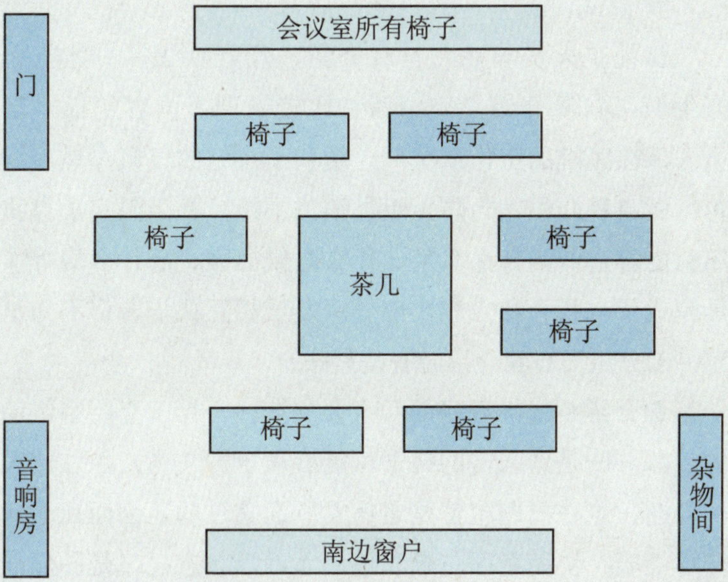

图6.1 场地布局

■人员安排——刘亚飞负责带领小组，实习生为观察员。

● 活动过程

■社工人员与病友自我介绍，相互认识——社工和实习生做了自我介绍，介绍语言比较诙谐，内容包括“是哪里人，在医院的工作情况”，缓和了小组的气氛，然后组员轮流做自我介绍，为防止组员滔滔不绝，社工限定了自我介绍的内容，即叫什么名字、什么时候患病、患什么病等（组员完成了自我介绍内容，部分病友虽相互认识，但不知道名字，部分组员自我介绍时有些紧张）。

■介绍小组活动目的和主要安排——社工介绍小组活动的目的，一是新入院的病友可能心理压力较大，面临比较多的问题，这些问题也曾是老病友所面临过的，因而让老病友分享经验，协助新病友顺利地进入治疗状态；二是肿瘤病患治疗时间一般比较长，治疗过程时有波动，可能会影响病友心理状况，甚至带来负面情绪，希望病友在小组活动中把不愉快的情况都讲出来，以释放压力，得到快乐，回到正常的治疗过程中去；三是收集病友共同面临的问题，邀请医生给病友开讲座；四是介绍群体抗癌的重要性，即因为患病，可能导致与周围朋友、同事减少来往，所以病友之间的相互交流、相互支持显得比较重要；五是介绍8节小组活动的具体内容（组员对社工阐述的小组活动目的给予了积极回应，对小组活动内容安排也都表示满意）。

■热身游戏——游戏开始前，先向组员介绍了安排游戏的目的，即让大家放松，促进组员间的相互认识，在讲解游戏规则后，社工带领组员做了一轮游戏，随后即将气锤交给组员，被抓的“傻瓜”依次轮流，组员都玩得很开心也很投入，达到了增进组员相互认识和调节组内气氛的目的。

■小组规范——向组员讲明他们是小组的主角，但为了保障小组效果，需要制定一些小组规范，因而社工引导组员制定了小组规范（为避免有些组员滔滔不绝，有些组员沉默现象，社工要求组员依次表达对小组规范的要求）。组员都很主动地表达了自己希望的规范，大致可归纳为希望组员如无特殊情况都能按时参加活动、希望组员在组内都表现得活跃些、希望组员多讲一些积极的内容以保持小组积极的气氛、希望组员分享时其他组员安静聆听。

■分享一——组员在分享自己目前面临的困难时，讲的比较多，尤其是新病友，说自己心理压力很大，不知道饮食方面该注意什么、治疗过程可能会出现什么问题等。其中，有一位病友不怎么讲话，参与度比较低，而一位家属则表示自己还不了解情况，得先听听。

■分享二——有两位老病友与其他组员分享了自己怎么调整心理以保持积极心态，怎么饮食包括吃什么升血小板等的经验，其他组员听得都很仔细。

■推选优秀组员——在推选优秀组员时，组员都一致认为王姐活泼、点子多，给其他人带来了快乐。

■小结——组员都谈了对这次小组活动的感受，一致表示如果不遇上打针的时候，都很乐意参加这样的活动。这是因为参加活动，不仅可以玩游戏，而且可以认识其他病友，不再觉得自己是一个孤零零地面对疾病的人了。因而，他们建议小组活动最好安排在下午，因为这通常是治疗的空余时间。

●沟通示意图与组内互动分析

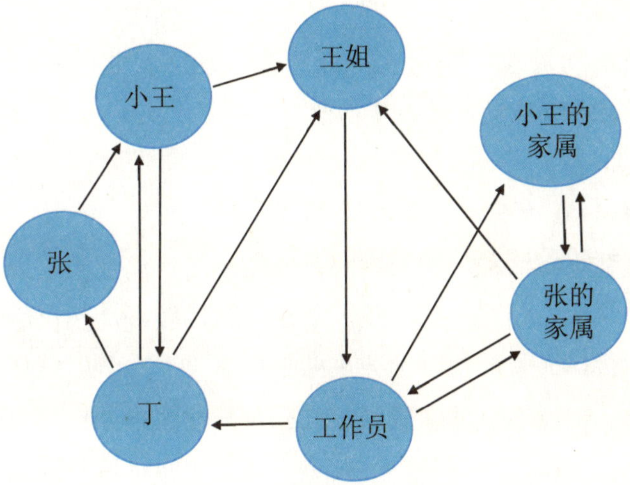

图6.2 沟通示意图

小组活动沟通、分享基本上是依次进行的，沟通分布基本均衡，其中两位家属形成了一个次级小组，很少参与到小组分享过程中，而以王先生为甚；王姐性格活泼开朗，又是老病友，较受其他组员喜欢，因而明显形成了以其为中心的沟通模式；丁和小王病患相同，互动较多，但张最近的治疗不顺利，因而性格内敛、较少说话。

●存在的困难

■小组活动开始时，早先动员的不少组员，因打针而不能参与小组活动，为保障小组活动的人气，不得不临床动员病友参加。

■活动场地距病房有一段距离，加之医院的布局比较乱，病友找到活动场地有些不便。

●本节总结

本节小组活动，主要内容是介绍小组活动及小组规范制定和小组成员相互认识，整节活动气氛比较好，不仅组员发言很积极，而且能很好地分享并报以掌声，小节主要任务基本完成；但就本节活动效果、过程及其他因素分析，建议社工在下一节做以下调整，一是小组活动时间尽量安排在下午以保证参与病友人数；二是分享内容安排上要兼顾病友家属。

2. 第二节　回到过去，收获成长

●活动概况

■主题——回到过去　收获成长；

■日期——2011-03-28（星期一）；

■时间——下午15：30～16：30；

■地点——行政楼二楼会议室；

■组员—— 6人；

■出席—— 4人。

●活动准备

■物品筹备——活动需要的物品包括签到表、小礼品6份、小布饰、按摩器1个（优秀奖奖品）、水果3斤（社工在活动前已准备好）；

■场地安排——图式布局见第一节；

■人员安排——刘亚飞负责带领小组，实习生为观察员。

●活动过程

该节小组活动计划为5小节，临时调整为6节。

■社工与病友相互认识，介绍小组活动目的、小组规范、上节活动内容。因上节小组组员有些已经出院，有些身体状况不方便参加小组活动，所以社工又动员了两位新病友，因而需要重新认识，以便新病友进入角色。而让老组员为新病友分享上节活动内容，使大家很快熟络起来并迅速消除了陌生气氛。

■介绍该节小组活动内容——在介绍小组活动内容安排之后，社工咨询组员意见，组员均对小组活动内容安排表示满意。

■热身游戏——在开始练习《捉虫虫》游戏时，有身体接触的男女组员显得有些尴尬，但在游戏正式开始时，组员已经可以投入其中了，而且是越玩越开心，游戏气氛很好。

■分享——一是关于患病后周围人对自己的看法问题（比如有些组员分享了自己的紧张心情，包括生怕别人知道后瞧不起自己、明明自己在医院治疗，却在别人问起时谎称回老家；有些组员分享了公司老板得知自己患病后想解雇自己、房东知道后让其搬家以及以前很好的朋友在其治疗期间很少联系自己的经历；有些组员还分享当其朋友得知其患病后纷纷来帮助自己，或时常打电话询问钱够不够花的经历。二是患病后自己的变化，包括病后自己变得很敏感、容易生气，有的讲自己生活最大的变化就是因天天在医院无休止地治疗而感到很痛苦很无聊，有的则讲自己以前只顾忙着赚钱，而现在有时间好好休息并反思自己的生活了。三是积极讨论疾病给自己带来的变化以及应该如何调整问题，所达成的一致意见是，尽量克服负面影响，不要太在意别人的看法，保持积极的心态）。

■推选优秀组员——组员一致认为徐先生讲的内容好，而且在游戏中获胜，因而推选其为最佳组员。

■小结——让组员谈了对这次小组活动的感受。新组员认为社工活动形式很好，对病友很有帮助；老病友比较喜欢讨论环节，说问题越辩越明，有助于自己从纠结中走出来。

● 沟通示意图与组内互动分析

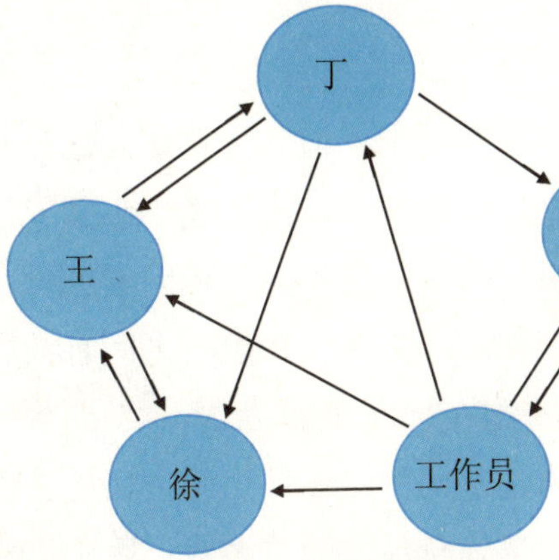

图6.3 沟通示意图

整个小组活动沟通、分享是依次轮流进行的，沟通分布比上一节更为均衡。但因为年龄差距，小朱比较难于融入小组分享当中，对其所分享的内容，其他组员给予的回应也较少；徐先生是老病友，因今天来医院复查的结果比较好，心情也不错，因而分享的抗病体会比较多，受到了其他组员的欢迎。

● 存在的困难

■治疗不同步，治疗过程中出现突发问题，是组员不能固定的主因，因而小组活动既要兼顾新病友又要兼顾老病友。

■新病友说不容易找到活动场地。

●本节总结

观察员认为，在本节小组活动中，社工的节奏有些偏快，没有留时间让病友反思，但其表扬病友比较到位，能具体到事件和行为上，让病友很容易接受。小节工作任务基本完成，但就本节活动效果、过程及其他因素分析，建议社工在下一节做以下调整：一是为保证组员之间有共同话题，应将组员年龄差距控制在一定范围之内；二是为保证沟通效果，应保持组员的性别比例；三是当组员还处在逐渐熟悉过程时，应尽量少地选择身体接触类游戏，否则可能会遭遇组员抵制。

3. 第三节　我最棒

●活动概况

- 主题——我最棒；
- 日期——2011-03-31(星期四)；
- 时间——下午15：30～16：30；
- 地点——行政楼二楼会议室；
- 组员—— 6人；
- 出席—— 5人。

●活动准备

■物品筹备——活动需要的物品包括签到表、小礼品7份、彩杯子、按摩器1个（优秀奖奖品）、水果3斤（社工在活动前已准备好）；

■场地安排——图式布局如第一节；

■人员安排——刘亚飞负责带领小组，实习生为观察员。

●活动过程

该节小组活动计划为5小节，临时调整为6节：

■因有新组员加入，社工与病友需要相互认识，并介绍小组活动目的、小组规范以及让两位老组员为新组员分享上两节活动内容，以便新组员进入角色。

■介绍该节小组活动内容——在介绍小组活动内容安排之后，社工咨询组员意见；组员均对小组活动内容安排表示满意；针对新组员提出的不会玩游戏问题，社工在进行讲解之后，带领大家一起玩。

■热身游戏——游戏开始前，社工先向组员介绍为什么安排游戏，在介绍游戏规则后，社工先带领组员做了一遍，随即组员便投入其中，游戏气氛热烈，组员都玩得很开心。

■分享——本节的分享内容是自己感觉最成功或最骄傲的事。社工首先告知组员安排分享这个内容的原因，是让其重新评价自己，即不要因为生病而否定自己，而是认识到自己原来是很棒的，以便协助组员重建自信（例如，杨先生分享了他和太太虽然很年轻，但其孙女都已经3岁了，每当工余时间带着孙女在广场上玩的时候，工友们见了都会质疑其已有孙女的事实，在他看来，孩子长大了，不用他们操心了，是他和太太最高兴的事；丁分享了来南方前，她曾在北方的一家国有化工厂做工程师，厂里的领导对她都很器重，使其感觉很好，她认为那是她人生最辉煌的时刻；王则觉得自己的老公对她的支持让她很开心；向先生觉得自己虽然很穷困，但自己的小孩在家里却很听话，而且能照顾自己，学习成绩也很好，这让他和老婆很开心）。

■推选优秀组员——组员一致认为杨的先生不仅分享的内容好，而且在游戏中获胜，因而推选其为最佳组员。

■小结——让组员谈了对这次小组活动的感受，杨的先生认为这样的活动很好，因为他太太现在的心理压力很大，而且是刚入院，什么都不懂，希望以后能让其多参加这样的活动，以便其认识更多的病友，以减轻心理压力。

●沟通示意图与组内互动分析

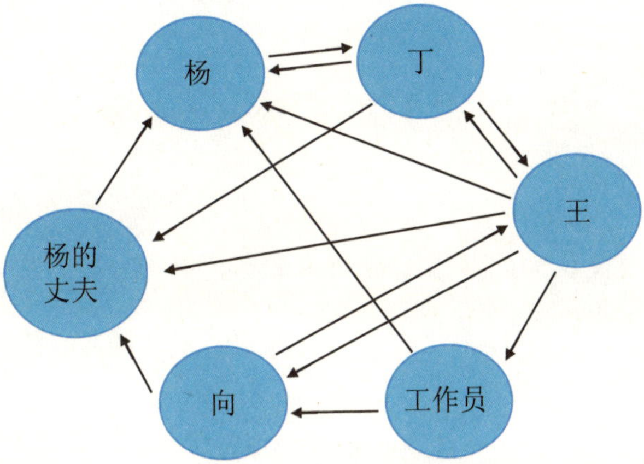

图6.4 沟通示意图

这次小组沟通比较均衡，但由于杨刚入院，心理压力很大，所以在分享环节讲话较少，多是由其先生代为讲述；丁和王是老病友，因而主动安慰杨，同时由于她们两人在病友中威望较高，所以主动承担了组织领导小组的角色，杨及其先生、向先生都是她们两人动员来的组员。

●存在的困难

■治疗不同步，治疗过程中出现突发问题，是组员不能固定的主因，因而小组活动既要兼顾新病友又要兼顾老病友。

■新病友说不容易找到活动场地。

●本节总结

观察员认为此节小组活动的节奏把握得较好，完成了小节工作内容和任务。

4. 第四节　因为有你，所以我坚强

●活动概况

■主题——因为有你，所以我坚强；

■日期——2011-04-07（星期四）；

■时间——下午15：30～16：30；

■地点——行政楼二楼会议室；

■组员—— 6人；

■出席—— 5人。

F

●活动准备

■物品筹备——活动需要的物品包括签到表、小礼品7份、彩杯子、按摩器1个（优秀奖奖品）、水果3斤（社工在活动前已准备好）；

■场地安排——图式布局如第一节；

■人员安排——刘亚飞负责带领小组，实习生为观察员。

●活动过程

该节小组活动计划为5小节，临时调整为6节。

■因有新组员加入，社工与病友需要相互认识，并介绍小组活动目的、小组规范以及让两位老组员为新组员分享上两节活动内容，以便新组员进入角色。

■介绍该节小组活动内容——在介绍小组活动内容安排之后，社工咨询组员意见，组员均对小组活动内容安排表示满意。

■热身游戏——社工介绍游戏目的，以便组员积极配合，在介绍游戏规则后，社工先带领组员做了一遍，随即组员便投入其中，游戏气氛热烈，组员都玩得很开心。

■小组分享，制作卡片——告诉组员安排这些内容的目的是让每一个病友觉得自己身后都有鼓励他们、支持他们的家人和朋友，引导大家学会感恩，以便调适与家人的关系（例如小王觉得自己患病以来，心理压力很大，很少和朋友交往，爸爸有空就陪自己来医院治疗，老公也很关心她，要是没有家人的鼓励，她都不知道自己该怎么办；王分享自己的老公一直以来都很支持她的治疗，所以她才状态这么好；杨分享了老公、儿子、儿媳都很支持她的治疗，全家排班轮流在医院照顾她；李阿姨也说，她都一把年纪了，本来说不治疗算了，但家人却坚持让她来医院治疗；萧也说，无论如何她都会帮爸爸完成治疗，虽然有时感觉很累，但她觉得这是应该的）；随后社工给每位组员发了一张漂亮的卡片，让组员为自己患病以来家人和朋友对自己的鼓励和支持，写一些感谢的话送给他们。

■推选优秀组员——组员一致认为，王性格开朗，能带病友来参加小组活动，对病友很好，因而她第二次推选为最佳组员。

■小结——组员认为，小组活动设计得很细心，能替患者着想，而且觉得的确应该感谢照顾自己的家人以及支持自己的朋友。

●沟通示意图与组内互动分析

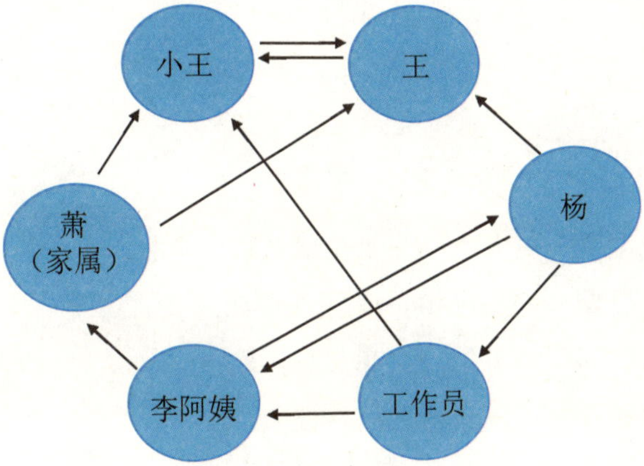

图6.5　沟通示意图

本节小组沟通均衡，缘于王是从第一节到第四节都参与小组活动的组员。其对小组活动比较了解，大家围绕她沟通的模式比较明显。

●存在的困难

暂未发现困难。

●本节总结

观察员认为，本节小组活动节奏掌握得很好，与上节内容衔接很自然，组员年龄层次大致均衡；但性别单一，全部为女性。

5. 第五节　大家一起来“八段锦”

●活动概况

■主题——大家一起来做“八段锦”；

■日期——2011-04-14(星期四)；

■时间——下午15：30～16：30；

■地点——行政楼二楼会议室；

■组员—— 6人；

■出席—— 4人。

●活动准备

■物品筹备——活动需要的物品包括签到表、小礼品6份、环保袋、水果3斤、“八段锦”碟片（社工在活动前已准备好）。

■场地安排——图式布局如第一节。

■人员安排——刘亚飞负责带领小组，实习生为观察员。

●活动过程

该节小组活动计划4节。

■因上节小组组员有些已经出院，有些身体状况不方便参加小组活动，所以有新病友加入小组。社工首先介绍了小组活动目的、小组规范以及上节活动内容，然后让老组员与新组员分享了上一节活动情况。

■介绍该节小组活动内容——在社工介绍小组活动内容安排后，经征询组员意见，大家都表示满意。

■“八段锦”——邀请中医院社工给病友教“八段锦”健身操，病友都很投入，学习也很认真，活动受到了组员的欢迎。

■小结——从组员所谈的感受来看，大家对“八段锦”表示欢迎，觉得平时在医院比较无聊，躺在床上时间久了会浑身乏力，所以在没有治疗时与病友一起做做健身操挺好；认为其不仅有利于身体康复，而且还能减轻心理压力，可以双管齐下。

●沟通示意图与组内互动分析

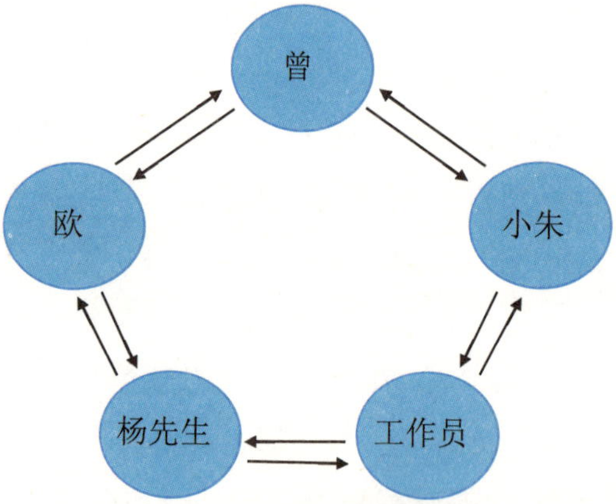

图6.6　沟通示意图

由内容安排所决定，组员沟通较少。

●本节总结

观察员认为，整个小组的气氛较好，在下半节学习“八段锦”时，组员都能很认真地跟着做，本节工作内容基本完成，小组成员的参与度很高；但由于小组中仅有一位女性，性别比例严重不均衡，所以话题主要被集中于她的身上。此外，组员年龄差异较大，也是本节小组活动的一大缺憾。

6. 第六节　看向前方，活出自己

●活动概况

■主题——看向前方，活出自己；

■日期——2011-05-10(星期一)；

■时间——下午15：30～16：30；

■地点——行政楼二楼会议室；

■组员—— 6人；

■出席—— 5人。

●活动准备

■物品筹备——活动需要的物品包括签到表、小礼品7份、环保袋、按摩器1个（优秀奖奖品）、水果3斤。

■场地安排——图式布局见第一节。

■人员安排——刘亚飞负责带领小组，实习生返校，邀请中医院社工做观察员。

●活动过程

该节小组活动安排7小节内容。

■社工与病友相互认识，介绍小组活动目的、规范及前五节活动内容。因有新组员加入，所以需要重新相互认识。为新病友进入角色，安排老组员与新组员分享前五节的活动情况。

■介绍该节小组活动内容安排和任务，强调这是最后一节小组活动——在社工介绍小组活动内容安排后，组员均对内容安排表示满意；而当社工强调这是最后一节小组活动时，有些组员情绪有些低沉。

■热身游戏——为了缓和小组的低沉气氛，社工临时调整了游戏，选择了前几节热身效果最好的《打傻瓜》游戏，小组气氛明显改善。

■分享——除第三、四节加入的杨之外，参与本节小组活动的5名组员中，有4名是本节加入的新组员；鉴于杨比较容易进入状态，所以由杨开始分享，随后其他组员才照猫画虎，但都进入不了状态，因而本节没有达到社工预期的效果。

■推选优秀组员——组员一致认为，虽然唐目前存在的问题、治疗状况都比较糟糕，但难得的是她很坚强，而且讲的内容较多，因而推荐她为本节活动的最佳组员。

■小结——组员认为，社工组织此类活动对病友意义很大，一致希望以后能多参加这类活动（例如杨认为自己通过参加小组活动，状态比刚入院时好多了，现在的心态比较好，认识了不少病友，大家平时可以一起聊聊天；而且认为通过其他老病友，她学会了怎么调整自己的状态，表示如果有机会，她还希望参加小组活动）。

■练习“八段锦”。

●沟通示意图与组内互动分析

这次小组沟通均衡，略微呈现出以唐为中心的沟通状态。

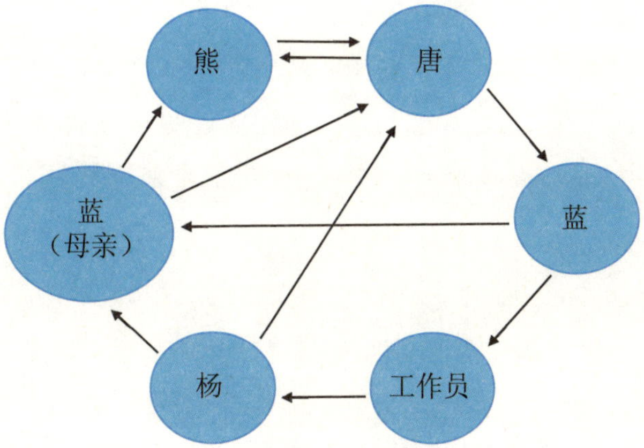

图6.7 沟通示意图

●存在的问题

如果仅从社工设计的内容和想要达成的实际效果而言，本节没有达到小组活动的预期目标。究其原因，分享环节是本节的核心，但本节小组成员多为新病友，他们尚未习惯小组的问题逻辑，因而在分享环节感到不太适应是完全可以理解的。

●本节总结

观察员认为，本节小组活动节奏掌握得较好，与前五节内容衔接得也比较好，但缘于新组员较多，所以达成的实际效果不太明显。虽然社工在时间安排上尽量配合了老组员，但由于各种原因，这一安排并没有对本节小组活动发挥应有的作用。建议以后多与医生沟通协调，尽可能选择治疗比较同步的病友，以减少因组员不断变更而带来的不便。

6.2.3 活动总结

1. 小组基本情况

■小组名称：相行相随•一起抗战。

■日期安排：2011年3月23日至2011年5月10日。

■活动地点：市人民医院二楼会议室。

■对象：肿瘤放疗科患者和家属。

■参加人数：20人。

■活动节次：共6节。

■出席人次：29人次。

■小组目标：

（1）建立融洽的小组成员合作关系，完成各小节小组活动任务；

（2）建立组员之间相互帮助、相互鼓励的支持网络；

（3）组员与家属之间的亲属关系更加巩固；

（4）帮助组员更好地认识自己，接纳自己。

2. 目标完成及活动准备情况

●小组目标完成情况

通过社工的积极引导和热身游戏互动，在小节主要分享环节前，组内的气氛都很活跃，组员关系也很融洽，都按计划完成了小组的活动任务；活动后新病友均认识了至少3位病友，并相约早上和下午在医院的小山头公园做“八段锦”；和家人的关系更加好转，收到贺卡的家人都很感动；患病后一直否定自己，认为自己很失败的病友通过回想之前的自己，重新认识了自我，增强了自信心。

●小组前期准备工作

■活动策划书——在草拟完活动策划书后，社工分别向肿瘤放疗科主任和两位病友征求意见并做了部分调整，从而尽量以患者为本安排了小组活动内容。

■在为每位参加活动的组员准备精美小礼品的同时，还为每节小组活动设置1个优秀奖，从而极大地调动了组员的参与积极性。

■组员招募——社工和实习生提前一周在病房动员，同时还与科室医护人员沟通，请求其协助动员病友参与。

■**场地安排**——提前与医院办公室商定活动场地。

■前期准备——从小组活动情况来看，比较充分的前期准备，保障了小组活动的顺利开展。

3. 活动效果

●组前准备

■物资准备——签到表、水果、瓶装水、小礼品等用品，均在小组活动开始前准备到位。

■场地安排——每节组前都与实习生一起布置完毕。

■招募组员——因组员参与的不确定因素较多，所以在每节活动日上午，社工和实习生都会到病房确定参加活动的病友，且打电话给出院病友确定其是否出席。

●活动过程

■迎纳新组员：每节活动前增加了一节向新加入的组员介绍前节活动情况的内容，以便使新组员尽快融入活动当中。

■破冰游戏：基本以简单易懂、动作幅度不大的游戏为主，在社工引导、示范的前提下，组员参与度较高，并且每次都由组员推选出“最积极组员奖”得主，每小节的热身游戏也都很受病友欢迎。

■分享内容：第一节小组成员及社工相互认识，介绍自己的情况，分享目前自己治疗过程中存在的困难；第二节分享患病前后自己的经历，周围人的变化，患病给自己的生活和工作带来的变化以及如何面对困难和解决困难；第三节分享自己生命中最骄傲的事或最重要的人；第四节对患病以来孜孜不倦照顾自己的家属或朋友表示感恩；第五节“八段锦”的学习等；第六节则是鼓励病友勇敢地面对现在，畅想未来。分享环节是每小节最主要的活动内容，大部分组员的参与度很高，讨论也很热烈，达到了分享的既定效果；组员都反映和病友之间的让自己很开心，以前自己解不开的结都打开了，而且也从其他病友身上学到了不少抗病办法。

■形式：每小节的内容都是根据病友的身体状况来安排的。谈话为主、游戏为辅，是小组活动的基本形式，从活动效果来看，这一安排是比较恰当的。

■参加者表现：在分享过程中组员参与积极，分享内容也很多，而且在社工的引导下，分享基本能围绕各小节主题展开，没有出现不配合的组员；在游戏环节，组员都能积极参与，而且氛围良好。

■社工表现：在组员分享内容过多的情况下，社工能将话题重新引回主题，且能积极引导发言少的组员多说一些，小组活动节奏控制得很好。在参加问卷满意度调查的10名病友中，9名病友对活动成效的评估都是满分5分，1名组员对活动的投入选择了4分；关于对小组的意见和建议，10名病友都选择了满意，8名病友希望多开展这样的活动，而且活动还邀请了已经康复的老病友参加。

4. 角色的发挥

社工和实习生在小组活动过程中始终担当着组织者、协调者、筹备者角色，在小组活动初期，社工处于主导地位，积极引导着组员参与活动和分享；中期基本把自己当成组员，与组员共同参与活动；后期则回归于主导地位，带领病友分享了参加活动的收获和感受。

5. 存在的问题

■活动场地：活动的场地距离病房有一段距离，身体情况不好的病友很想参加，又不方便参加，医院的楼群布局比较乱，后来的病友不容易找到活动位置。

■组员变数较多，很难保障组员从头到尾都参加，所以社工既要完成小组目标任务又要兼顾新病友的需求，显然是有很大难度的，如新病友就很难分享在第六节小组活动内容和过程，从而直接影响到了小组效果的达成。

6. 跟进及建议

■尽可能与医生沟通，选择治疗比较同步的病友。

■在选择组员时，应尽量将年龄差距控制在一定范围内，以避免有些病友因为觉得没有共同话题而感到无聊。另外，为了保持组员相互沟通的均衡性，还需对组员的性别构成有所考虑。

■建议吸纳已经完全康复的病友参与活动，从而给其他病友以鼓励。

7. 活动费用花费情况

表6.9 活动费用花费情况

项目	单价（元）	数量	总价（元）	备注
签字笔	10	2盒	20	自备
纯净水	30	2箱	60	与医院协调解决
彩纸	15	2打	30	
气锤	10	2个	20	备用一个
气球	15	2包	30	没有用到
水果	10	24斤	240	
小礼品	6	35份	210	余6份
优秀奖品	10	10份	100	余5份
交通费用	2	1	2	
费用总计	632			

小组活动经费预算为802元，实际花费632元。其中签字笔、节省费用80元；小礼品采购一次完成，节省交通费10元；小组无意外发生，没有动用100元不可预测费用。另外，活动游戏道具气锤可在下次活动时重复使用，因为游戏做了调整，所采购的气球没有用上，可留作下一次小组使用；小礼品余6份、优秀奖品余5份。

（深圳市人民医院肿瘤放疗科病友互助小组，慈善公益网社工刘亚飞提供）

服务接受者分享

向往健康，感谢社工
——一位肾科病者的感怀

健康——人类谓之最大的财富。置身于现代社会的我们，会因为一次生意应酬而喝得酩酊大醉，会因为一次朋友聚会而苦熬到深夜，会因为种种压力而辗转反侧无法入眠，会因为工作中的点点滴滴而错过用餐时间……殊不知最大的财富已悄然离我们而去。

一纸化验单将一组冰冷的数据摆在眼前，此时的我无法相信并接受这种事实，平时自信满满的我根本不愿意相信自己的身体已透支到了边缘，心里唯一的念头就是反复地问自己：怎么办？如何应对？这让平时从不服输的我不知所措，那几天都在恍惚和忧郁中度过。煎熬！一种痛彻心扉的煎熬！

几天后，稍微冷静的我开始了疯狂的寻医问药之旅，对大量的网络信息进行综合比对，对各类相关书籍反复研究，一夜之间仿佛已成专家，已然可以调整自己的病情，但这种想法在入院后就化为乌有了。

有了社工的同行协助我理清了杂乱的心绪，我渐渐地了解和接受了自己的情况，病情的专业评估与分析使我对自身的情况有了更专业的了解，系统的规范治疗、热情的社工关怀种种，这些都会让我平静地接受治疗，也从中体验到了治疗的效果。

有了社工的陪伴，一转眼已住院半个月，所闻所见都感触良多，或许也应了“塞翁失马，焉知非福”这句话，这次的这种经历指引了我今后的生活。

规律的作息时间：古人云“日出而作，日落而息”，我们也应顺应这一规律，不能逆时而动；清淡的饮食习惯：能调理体内环境，少盐、少脂肪，有益于健康及病情的恢复；愉悦的生活态度：时刻保持愉悦的心情有利于改善和调整机体的免疫力，正所谓“三分治，七分养”，我认为愉悦的心情是七分养之关键；定期的体检复查：可及时掌握一段时期内治疗及调养的效果，因此定期的体检会指导今后的调理方案。“曾经有一段真挚的爱情摆在我面前，我不知道珍惜……”这段精彩的电影对白我们可以改成：“曾经有一份珍贵的健康在我的身体，我不知道珍惜……”因此，经常有人会问起：为什么失去才懂得珍惜呢？今日的我，似乎已经找到了答案。经济社会，我们应对的脚步越来越快，在匆匆行进的过程中稍停片刻，欣赏一下沿途的风景，也让我们的身心休整片刻吧！

感谢社工，是你们给我们患者送来了温暖，用自己的专业和能力真诚地为我们服务，给予了我们经济资源上的整合以及精神上的疏导、鼓励和支持，使我们从内心深处感受到了社会的温暖。用语言，我们已难以表达对你们的感激之情……

2010年12月22日于中医院

附录

附录一 “三无患者”服务流程

一、“三无患者”的定义

无生活来源、无劳动能力、无法定赡养人（标准答案）。在深圳医院面对的市“三无患者”（即无钱、无家属、无地址）。

二、深圳市对“三无患者”的医疗政策

《城市生活无着的流浪乞讨人员救助管理办法》，是关于进一步做好城市流浪乞讨人员中危重病人、精神病人救治工作的指导意见。

三、其他相关政策

《城市生活无着的流浪乞讨人员救助管理办法实施细则》、《深圳市道路交通事故社会救助暂行办法》，深圳市卫生局《关于加强医疗欠费坏账核销工作的通知》。

四、工作程序

1. 医疗救治方面：对“三无患者”中病情较急的先行抢

救，同时上报医务科及院领导，批复以“三无患者”“绿色通道”解决。

2. 确认身份：在抢救的同时向110报警，先寻找家人，如果没有按“三无患者”处理，转介给社工，继续查找身份，通过与患者沟通寻找相关信息，再通过114查其当地的公安局/派出所/政府/具体居住地的电话进一步核实确认，医护人员也会协助。

3. 联系相关资源部门：首先找救助站，与救助站的领导联系，填写救申请表，救助的内容一般是帮助寻找家人及当地的救助部门。

五、现时政策的不足之处

对于“三无患者”的医疗费用及住院期间的生活费用、人员照顾及费用如何解决，尚没有明确的细则，另外因“三无患者”在病情稳定或恢复后无处安置，依然占用医疗资源问题比较突出。

六、角色及分工

1. 医护人员：抢救生命，治疗疾病，情况说明。

2. 社工：查找相关信息，给予患者情绪支持，协助康复，根据其情况及需求寻找、联系资源及与相关部门沟通等。协助处理护工服务。

3. 护工：生活护理，照顾其基本的生活（吃饭、喝水、大小便、清洁卫生等）。

七、案例

（一）接案

1. 个案背景资料：服务对象多数为在路边发病，路人打120，由医院120接收入院者。患者有生命危险的，多需要急救或手术，但患者自己不能签字，也没有家属签字，只能经向医务科及院领导汇报，将其界定为“三无患者”并给予医疗救治和生活照顾。经急救，多数患者在病情稳定，生命体征平稳恢复之后，需安排出院。

2. 深圳情况：服务对象一般与他人合租同住，靠乞讨为生，大多不愿提供自己和亲属信息。因而其在医院治疗及生活护理（请人护理）费用均由院方垫付，尽管生活和医疗待遇都比较好，但在服务对象病情稳定之后，是不能继续占用医疗资源的。

（二）问题分析

离院方面：因患者已无需治疗可回家恢复，所以不可以继续住院以占用医疗资源，但目前救助站不接收，无家人可联系或联系后不肯来接的情况较为普遍。

（三）社工介入的情况

1. 社工应帮助服务对象澄清自身问题，协助服务对象处理日常生活，与院方共同帮助其改善生活状态，增加护理，增强其信心。有的服务对象偏瘫，生活不能自理，社工则应根据医生建议鼓励其积极用健康的一侧带动患侧，增加患侧活动，慢慢恢复功能。护工则负责照顾其基本生活（吃饭、喝水、大小便、清洁卫生等）。院方可以帮助其康复，协助其活动、定时翻身、教其康复技巧，促进其恢复健康并解决其他问题。

2. 社工应寻求派出所、救助站等部门的协助，以查找患者的相关身份信息并尝试联系亲属。同时社工也要多与服务对象沟通，向服务对象了解其资料（目前唯一的途径）。但通常情况是患者没有身份证或其他证件，而且多为子女不管或不愿赡养的老人，有些甚至离家多年，与家人没有联系。为了找寻其家庭住址及亲属情况，社工应尽可能与其沟通，遇到高龄、地方口音重的患者，即使其知道地址但却不能清楚表达，或不熟悉患者所讲的地址，社工可靠猜测或先用114查询其所述地方的政府、公安局、派出所、村委等，以查找到其居住地，因而所需花费的时间、精力及资源特别大。对于不肯提供资料的病患，社工则需要寻找其身边的人，先查证服务对象的身份，再用114查询其所述地方的政府、公安局、派出所、村委等。但即使通过114，找到当地民政局、公安局、派出所、政府、村支书、村长的电话，确定了其户籍、住址，但有些家属也依然联系不上，或者联系上了也难以沟通，或对患者抱着放弃不管的态度的情况也是时有发生的。遇到这种情况，社工只能把其情况反映至深圳市救助站，借助救助站联系、寻找其家人或患者当地的救助部门来助其返乡。对于当地方政府配合很好，联系后即可接纳者，则由深圳市救助站出面送其返乡。而遇到地方政府不是很配合的，则需逐级上报，因而较费时间，如此服务对象则会一直待在医院里占用医疗资源，而且还不知最终能否找到其当地的接收单位。

（四）相关政策

1. 根据深圳民政在线2007-01-25发布的文件民〔2006〕

6号《关于进一步做好城市流浪乞讨人员中危重病人、精神病人救治工作的指导意见》第三条进一步明确工作职责，加强协调配合之规定，民政部门应综合负责流浪乞讨病人的救助工作。民政、公安和城建城管监察等部门的工作人员在执行职务时，有责任将流浪乞讨病人直接送当地定点医院进行救治。民政部门要负责甄别和确认病人身份。各地政府要确定流浪乞讨病人医疗救治定点医院，卫生部门指导定点医院对流浪乞讨病人病情的诊断、甄别和救治。病人病情稳定或治愈后，可根据甄别的身份等具体情况，由民政部门所属的救助管理站接回，或通过其他方式帮助病人离院。在工作中，各有关部门要互相支持、配合，建立良好的工作机制，研究解决病人运送、医疗费用追讨、结算中遇到的具体问题，搞好政策衔接。

2.《城市生活无着流浪乞讨人员救助管理办法实施细则》（可网上查阅，能协助社工沟通寻找资源）。

（五）注意事项

社工伦理与现实工作要求的冲突，如患者有能力，但在大环境中长期缺乏自食其力的想法，总是想依赖别人生活

（偷、骗、不说实话等）。还有就是虽然医院希望患者一旦病情稳定即安排出院，但患者本人却不愿出院，甚至希望自己能想住多久就住多久。遇到这种情况，社工应尽力让此类服务对象先离院，以减轻医院压力，然后再请求救助站做下一步安排。

（由深圳慈善公益网社工李检阅提供）

附录二　医务社工岗前培训流程图

培训内容
一、机构概况、沟通机制、管理制度、实习生规章制度（待遇、机构期望、工作要求等）
二、医务社工工作内容介绍
三、医务社工的角色和要求
四、新社工入职十问

你对医务社工有哪些了解?

在人类的历史长河里面，充满了苦难！
战争！
饥荒！
病痛！
痛苦！
孤独！
无助！

社工在医院工作,需要长期面对如脑外伤、烧伤、骨折、癌症、偏瘫、等慢病、重病病患者及家属。

医务社工的工作：
医务个案工作是指在坚持社会工作价值伦理的基础上，充分运用社会个案工作专业知识与技巧，协助服务对象寻找问题所在，帮助其克服困难从而恢复基本功能的专业服务活动。

医务个案工作的要旨和重点在于了解患者与家属和疾病相关之各种社会、经济、家庭、情绪等问题，透过会谈方式，收集资料，予以综合分析，找出问题之症结，建立社会心理诊断，再针对问题予以处置。

医务个案工作过程：
医务个案工作过程与社会个案工作过程或社会工作一般介入模式的流程相类同，只是其中的内容有所不同而已，在此择其要点分别予以介绍。

（一）与案主接触前的准备工作
1.通过阅读医学书籍及向有关医护人员咨询来了解所必需的医疗知识。
2.从医院所在地区的地理位置、人口特点、服务结构、居民医疗需要、有关社会资源的分布、社区中影响卫生健康的因素等多个方面着手认识社区。

3.熟悉医疗保险条例、社会救助条例、社会保障条例、劳动保险法等法律、法规，了解有关政策及规定。

4.学习和掌握心理学和社会学的理论、概念来帮助了解服务对象的行为、感觉和需要。

5.发展自我警觉，时刻敏锐地觉察自己对服务对象的感觉以及可能有的任何偏见、偏差及刻板印象。

（二）遇到案主系统之前

1.阅读病历，由病历中先了解患者的基本资料，如姓名、年龄、病床号、地址等，住院记录中可查出患者主诉、过去病史、目前病况、诊断、治疗计划等。

2.与转介方会谈,问明转介原因及转介人对案主的了解、评估，转介人对案主的告知，并与医护人员沟通，了解疾病的治疗情形、进度、限制与预后。

3.高危险个案筛选,对于特别有危险的患者，或预期其可能会有与疾病相关的社会心理危机或问题，应通过一定方式和途径筛选出来，并主动探视、关心和给予协助。

"高危险筛选"指标，可以自行根据各个机构的性质及可以运用的资源来制定，参考指标如下。

1.以人口群为指标：

（1）无亲友及固定住址的老人。

（2）无亲友且无法提供适当信息的患者。

（3）由护理机构转来的患者。

（4）无自我照顾能力又缺乏适当的社会经济支持者。

（5）多次住院患者。

（6）亲友重病无力协助的患者。

2.以健康问题为指标：

（1）意外事件受害者。

（2）受虐儿童。

（3）早产儿或先天畸形。

（4）严重疾病者，如晚期癌症、心脏手术、中风、截肢、晚期肾脏病、烧烫伤、导致失明的疾病等。

（5）精神疾病，如有自杀或暴力倾向者。

（6）被强暴者。

（7）其他暴力的受害者。

（三）与案主会谈

1.自我介绍：介绍工作员的角色、工作内容、自己的姓名称呼等，慰问卡及简介单是可利用的有效工具。

2.会谈场所的选择：注重物理环境与位置，会谈可能在病床边、会客室，但最好仍是在特别设计的社会工作会谈室，以减少干扰，增强便利性，安全舒适等也是需要考虑的因素。

3.接案会谈内容：工作员除了关心、同理、建立关系、表明协助意愿以外，还应该收集下列有关资料。

（1）问明转介者转介的原因和基本资料。

（2）病患及诊病经过。

（3）患者及家属对该疾病的认识与态度。

（4）患者的家庭背景、家庭结构、互动关系、经济和资源体系。

（5）患者及其家庭目前遭遇的问题及成因，该问题对患者及其家庭的影响情形。
（6）患者及其家庭为解决该问题曾经尝试使用的方法及其效果。
（7）未来计划使用的方法及主要执行者。
（8）对社会工作者及单位的期待和要求。
尊敬、温暖与关怀的表达，音调的控制，面部表情、肢体语言的运用与掌握，澄清、反映、面质等技巧，都需要社会工作者在免谈过程中熟练运用。

（四）目前问题的评估
1.列出问题：由工作人员与案主一起列出问题，这些问题是案主认知的、了解的和认同的，工作人员需要以商量的语气来详述问题，协商处理问题。
2.排定轻重缓急和优先次序：这时候需要考虑案主最需注意的问题是什么？最忧虑的是什么？最急需处理的标的问题是什么？

3.社会心理诊断,包括:

(1)对案主家庭历史和结构、经济状况、家庭动力关系以及问题的评估。

(2)诊断案主改善困境的动机、解决问题的能力和可以运用的资源状况。

(3)对患者的社会角色、患者的角色适应、患者的人际关系、患者的情绪反应、能协助案主解决问题资源等状况的诊断。

(五)订立服务协议

所谓服务协议是工作员与案主对标的问题、目标、处置策略以及个人角色、任务在共同认定后形成文本。服务协议内容通常有:

(1)标的问题(不超过3个)。

(2)特定的案主目标。

(3)案主的一般任务。

(4)参与者的一般任务。

(5)介入的期限。

(6)会谈的时间安排。

(7)预期的介入。

(8)其他参与介入的人或团体。

（六）介入

1.常用介入技巧：同理、支持、澄清、面质、资源运用。

2.介入原则：

（1）避免抽象，具体而专注在特殊的行为上将会更有效。

（2）避免与医生或家中任何一个人结盟而失去客观中立的地位。

（3）避免一般和深奥哲理的争论。

（4）重视现在，淡化过去事件。

（5）避免冲突的尖锐化。

（6）要有弹性和灵活性。

（七）转介和结案

1.结束期的三大任务：

（1）探讨结束的感觉。

（2）重新回顾和确认已经获取的成就。

（3）指出未来的方向。

2.结案：

结案前应该与案主讨论，对他/她的情形加以评估，使其有心理准备，并允许必要时重新开案协助。结案时还要在记录中记下结案日、结案情形、案主的反应、未来还需努力的地方等。通常，结案的条件主要如下：患者主要问题已经获得解决；问题的处理暂告一个段落，患者及其家属显然已有能力自行解决问题；剩下的问题非单位服务范围，应由其他机构提供帮助，且已安排妥当；除此之外的可以结束服务的其他情形。

医务社工的角色

角色丛

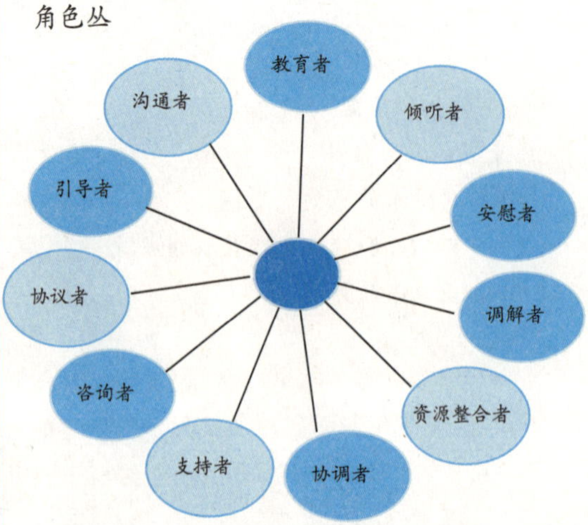

医务社工需要具备哪些知识和能力？

社工素质

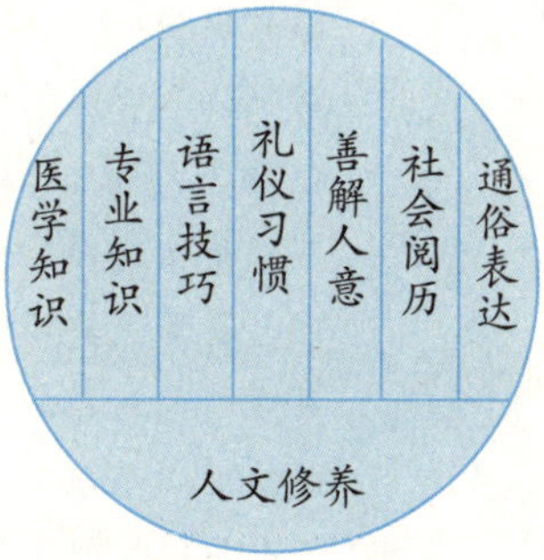
医学知识
专业知识
语言技巧
礼仪习惯
善解人意
社会阅历
通俗表达
人文修养

总结

助人自助的宗旨：
爱心、用心、耐心

新社工入职十问

问题一：新进入工作岗位的社工应注意的事项有哪些？

新社工入职后的注意事项包括将工作重点放在熟悉环境，特别是熟悉用人单位文化，与服务对象涉及的人员建立友好关系，以谦虚、真诚、热情的心态和表现去开展工作以及做好面对挫折和入职后会出现的各种不良情绪的心理准备。入职适应期，通常短则一两个月，长则几个月。

问题二：进入新工作岗位的社工角色定位是什么？

社工是民政局购买服务，社工机构派遣到用人单位的工作人员，社工与用人单位可以算是合作关系，两者应相互配合和支持，社工要尊重用人单位的制度和文化。

社工与服务对象是服务与被服务的专业关系，处理好与服务对象的交往关系和相处方式也是社工角色定位、开展工作需要考量的问题。

问题三：如何提高自己的专业实践能力？
专业实践能力提升需要更多专业实践后才有更明显的进步，这个只能在工作中慢慢积累。
首先，社工应在工作过程中掌握个案、小组、社区等工作技巧，内化专业能力。其次，加强自己适应用人单位环境、沟通交流、联络资源等能力，同时多与香港督导、督导助理、其他同工交流，尽量细化工作计划、个案记录等，交由他们查看并请求提出建议。

问题四：社工各项活动都需要进行评估吗？
评估是专业要求，社工各类活动都需要进行评估，评估的方法可以是问卷、访问和其他信息反馈方式。例如，学校社工开展主题班会需要进行调研和评估，但具体是否需要调研则视实际情况而定。

问题五：怎样判断同工的工作方法是对还是错？
要主动交流分享对同工工作方法的认同与否，但交流分享、提问方式，都应建立在衡量自己与对方关系的基础上，也可以在提出问题前说明“我讨论问题的时候会比较投入，不是针对个人，希望大家理解，如果我太激动了，请大家提醒我”，这样会更有利于问题的解决。

问题六：生活、经济压力较大导致无法进入正常工作状态时，怎么办？
深圳社工收入不高、工资不能准时发的问题会慢慢改善，但社工工资可能始终不会很高。因而要学会接纳自己，适应生活，学会将工作与生活划清界限，到了用人单位就是专业社工，离开用人单位就是生活人。不用太过于在意过去的状态，应活在当下。

问题七：适不适合做社工问题？
每名社工（男女）各有各的优缺点，即使在某一些方面不适合，但在其他方面相信也会有独特的优势。
在自己适不适合做社工方面，应分析自己对本行业以及跨行业发展的认同感和优劣势，选择自己喜欢的工作。深圳社工的发展会有怎样的结果谁都无法预料，但综观全国形势，前景是好的。

问题八：社工团队对社工会有哪些影响？
社工团队在社工成长的各个阶段中都发挥着重要作用，在入职适应期给新社工建立感情支持系统、提供专业经验支援、增强新入职社工的专业自信心，解决适应期出现的许多问题。
在社工成长时期，学习、分享、交流、支持将成为社工团队的主要功能；在社工成长后期，团结的社工团队在处理社会更大压力时所起到的作用更重要，在推动社工的专业发展中将发挥举足轻重的作用。

问题九：怎样对专业的某些方面进行研究和发表？
开展社工专业研究，首先要确定研究的目的和意义，然后才能决定研究的内容。在确定研究内容后，还要收集更多的信息。在内地社工发展不久，从事社工职业时间不长的情况下，多与同工分享交流显得更为重要。当然，也可以将关于社工的一些心得体会等撰文发表出来，让自己在其中反思、与更多同工分享交流。发表途径和方式在网上能找到，例如深圳各区的季刊、《深圳社工》、《中国社会工作》、《龙岗社工杂志》等。

问题十：现在工资不高，许多老社工辞职，如何坚守社工职业？
首先，社工也是处在环境中的，当社工的环境随着时间而改变的时候，例如面临生小孩、买房等事情时，社工也会做出对家庭负责任的选择，我们应该尊重他们的选择。
其次，社工不仅仅是一种职业，也是一种生活，一种精神，可能不做社工也可以通过其他途径进行社工服务。当然在许多情况下，社工跳槽的原因是自我满足感得不到满足，故此坚守社工职业的重点之一就是要不断提升自己的满足感。通过实务研究、理论学习等提升自己的专业能力，将社工作为自己的事业来经营，投入热情做好一线工作，从服务对象的变化中感到满足和快乐。

谢谢！

（由深圳市春暖社工服务中心提供）

附录三　劳务工关爱基金申请流程图

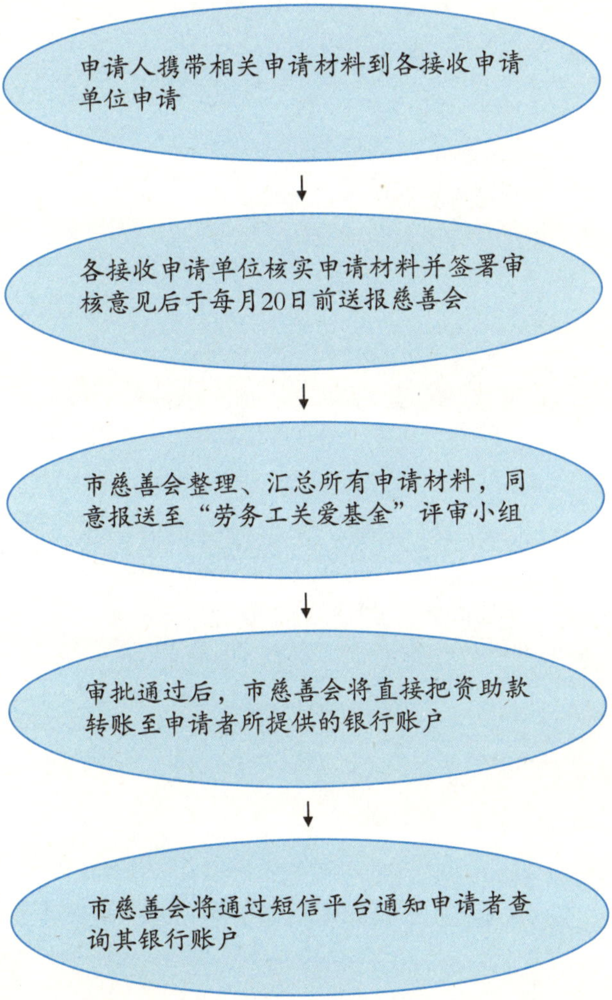

附录四　劳务工关爱基金——寻找需要帮助的人申请流程图

申请人将相关申请材料直接送到深圳市广电集团

↓

审批通过后，市慈善会将直接把资助款转账至申请者所提供的银行账户

↓

市慈善会将通过短信平台通知申请者查询其银行账户

附录五　医务社工法律法规、政策资源表

资源具体内容	使用意向
1.《劳动法》	为患者维权
2.《工伤保险条例》	为患者维权
3.《道路交通管理条例》	为患者争取相关权益
4.《深圳市社会医疗保险办法》	为患者争取相关权益
5.《行政诉讼法》	为患者维权
6.《职业病鉴定条例》	协助患者进行鉴定
7.《城乡儿童保健工作要求》	维权
8.《妇幼卫生工作条例》	维权
9.《深圳市基本医疗管理制度》	维权
10.《深圳市社会医疗保险门诊大病管理办法》	宣传、指导、维权
11.《深圳市农民工医疗保险相关规定摘要》	宣传、指导、维权
12.《医疗事故处理条例》	协调医患关系
13.《职业病诊断与鉴定管理办法》	协助患者进行鉴定

续上表

资源具体内容	使用意向
14.《劳动合同法》	为病人维权
15.《深圳市职工劳动能力鉴定办法》	协助患者进行鉴定
16.《最低工资规定》	宣传、指导、维权
17.《企业职工患病或非因公负伤医疗期规定》	为病人维权
18.《深圳市社会医疗保险—政策法规汇编》	宣传、指导、维权
19.《医疗保险政策规定选编》	宣传、指导、维权
20.《社会保险法》	宣传、指导、维权
21.《深圳市社会医疗保险门诊大病管理办法》	宣传、指导、维权
22.《深圳市社会医疗保险办法》	宣传、指导、维权
23.《企业职工患病或非因工负伤医疗期规定》	宣传、指导、维权
24.《工伤认定办法》	宣传、指导、维权
25.《深圳市社会医疗保险现金报销管理办法》	宣传、指导、维权
26.《深圳市社会医疗保险参保人就医管理办法》	宣传、指导、维权
27.《全国交通事故赔偿标准》	协助患者进行鉴定